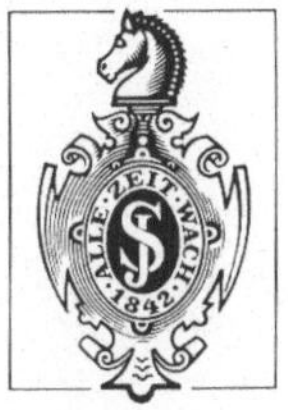
ALLE ZEIT WACH
S
1842

Enno Trüber (Hrsg.)

Radiologische Dünndarm-diagnostik

Geleitwort von Wolfgang Frik

Mit 37 Abbildungen

Springer-Verlag Berlin Heidelberg New York
London Paris Tokyo Hong Kong

Dr. med. ENNO TRÜBER
Chefarzt des Instituts für Strahlendiagnostik
Leopoldina-Krankenhaus
Gustav-Adolf-Straße 8
D-8720 Schweinfurt

ISBN-13: 978-3-540-52106-8 e-ISBN-13: 978-3-642-75388-6
DOI: 10.1007/978-3-642-75388-6

CIP-Titelaufnahme der Deutschen Bibliothek
Radiologische Dünndarmdiagnostik / Enno Trüber (Hrsg.).
Geleitw. von W. Frik – Berlin ; Heidelberg ; New York ;
London ; Paris ; Tokyo ; Hong Kong : Springer, 1990

NE: Trüber, Enno [Hrsg.]

Gesamtherstellung: Konrad Triltsch, Graphischer Betrieb, Würzburg
2122/3130-543210 – Gedruckt auf säurefreiem Papier

Geleitwort

Es ist immer wieder erstaunlich und bedauerlich, wie weit das Interesse vieler Radiologen an einer ausgefeilten Dünndarmdiagnostik in den letzten Jahrzehnten zurückgegangen war. Schließlich bestehen schon seit fast fünfzig Jahren gesicherte radiologische Aussagemöglichkeiten für fast alle morphologischen Dünndarmerkrankungen, woran insbesondere R. PRÉVÔT einen entscheidenden Anteil hat. Mit gewissen Einschränkungen gilt dies auch für Funktionsstörungen, wenigstens soweit diese Rückwirkungen auf das morphologische Erscheinungsbild oder die Motilität des Dünndarms haben. Auch die in den letzten Jahrzehnten häufiger gewordene Beobachtung verschiedener entzündlicher Dünndarmerkrankungen, so insbesondere des M. Crohn, hat keine Abstriche an der prinzipiell positiven Einschätzung der bisherigen radiologisch-diagnostischen Möglichkeiten erforderlich gemacht.

Die intensive Propagierung einer modifizierten radiologischen Untersuchungstechnik, nämlich des Enteroklysmas, durch J. SELLINK sowie die zahlreichen Vorschläge zur weiteren Verbesserung des von diesem Autor beschriebenen Vorgehens haben die Radiologen wieder stärker auf den Dünndarm aufmerksam gemacht. Dennoch besteht der Eindruck wohl zu Recht, daß die Dünndarmdiagnostik auch heute noch nicht zu den bevorzugten Betätigungsfeldern vieler unserer Fachkollegen gehört. Der verhältnismäßig große ärztliche Zeitaufwand unter Einsatz überdurchschnittlicher Geduld und Sorgfalt bei der konventionellen Dünndarmpassage und die von vielen angenommene Schwierigkeit der Technik des Enteroklysmas schrecken immer noch viele Untersucher von einer eingehenderen Beschäftigung mit diesem Zweig der radiologischen Diagnostik ab.

Das von E. TRÜBER souverän gestaltete und geleitete Würzburger Dünndarm-Symposium im Herbst 1988 hatte deshalb zweierlei Aufgaben zu erfüllen. Es sollte einmal ganz allgemein zeigen, wie umfangreich heute die diagnostischen Möglichkeiten bei einem Verdacht auf Erkrankungen sind, die sich am Dünndarm manifestieren. Diese Aufgabe wurde durch die gelungene Gegenüberstellung von pathologisch-anatomischen, klinischen, biochemischen und radiologischen Befunden erfüllt. Zum zweiten – und das war wohl das eigentliche zentrale Anliegen des Veranstalters – sollte die Anwendung des Enteroklysmas als radiologische Untersuchungsmethode für den Dünndarm gefördert werden. Dabei wurde eindrucksvoll bestätigt, daß eine den Einsatz dieses Verfahrens einschränkende Sorge vor untersuchungstechnischen Problemen nicht mehr gerechtfertigt ist, und daß weiterhin bestimmte, räumlich kleine morphologische Befunde beim Enteroklysma wesentlich besser als bei der konventionellen Dünndarmpassage beurteilt werden können. Auch manche Erkrankungen, bei denen Funktionsstörungen im Vordergrund stehen, werden wegen der stärkeren Standardisierung des Untersuchungsablaufs beim Enteroklysma einer exakteren Diagnostik zugänglich.

Offen bleiben müssen freilich noch die Fragen einer endgültigen Indikationsabgrenzung, insbesondere in bezug auf eine mögliche erhöhte Wahrscheinlichkeit der Entdeckung – und nicht ausschließlich Güte der Darstellung – bestimmter Röntgenzeichen bei dem einen oder dem anderen der beiden radiologischen Verfahren. Erst recht gilt dies für die schon von manchen gestellte Frage, ob etwa ein völliger Verzicht auf die konventionelle Dünndarmpassage zugunsten des Enteroklysmas in Erwägung gezogen werden soll. Für eine solche Entscheidung ist es noch zu früh, weil das Enteroklysma auch jetzt noch, mehr als zehn Jahre nach seiner Einführung, zu sehr als „modernes“ Verfahren gilt und damit von vornherein stark erhöhtes Interesse erweckt.

Vorträge und Diskussionen des Symposiums haben einen so hohen Informationswert, daß man dem Springer-Verlag für den Entschluß zu ihrer Veröffentlichung sehr dankbar sein muß. Ich bin sicher, daß dieses Büchlein viel sowohl zur Verbreitung des Enteroklysmas als auch zu weiteren Überlegungen über die zukünftige Entwicklung der radiologischen Untersuchungstechnik des Dünndarms beitragen wird.

Aachen WOLFGANG FRIK

Vorwort

Die Röntgenuntersuchung des Dünndarms unter Verwendung einer Duodenalsonde ist nicht neu, hat sich indessen in den Jahren nach ihrer Erstveröffentlichung (PESQUERA 1929) als Routineverfahren nicht durchsetzen können. Die Beschreibung des Dünndarmeinlaufs durch R. SCHATZKI (1943) fiel in die unruhige Zeit des zweiten Weltkrieges und blieb vorwiegend deshalb ohne nachhaltige Resonanz. Erst um 1975 hat J. SELLINK den Gedanken, Kontrastmittel direkt in das Intestinum einzubringen und so die Pylorustätigkeit auszuschalten, wiederum aufgenommen und dargelegt, daß dieses Vorgehen der konventionallen Dünndarmpassage nach Trinken von einer oder mehreren Portionen Kontrastmittel in vieler Hinsicht überlegen sein kann: Gleichmäßige Schlingendehnung, gute Transparenz, kontinuierliche Kontrastierung, Reproduzierbarkeit der Befunde, standardisiertes Vorgehen „in einem Arbeitsgang". 1978 hat H. HERLINGER das Distensionsmedium Wasser durch den Suspensionsstabilisator Methylzellulose ersetzt. Dieses Verfahren, die HERLINGER-Modifikation des Enteroklysma nach SELLINK, gilt heute als Standardtechnik der röntgenologischen Dünndarmuntersuchung. Demgegenüber ist das bisherige Verfahren, das fälschlich vielfach als „fraktionierte Dünndarmpassage" – diese von PANSDORF 1937 beschriebene Methode wird längst nicht mehr angewandt – bezeichnet wird, stark in den Hintergrund getreten.

Die überzeugenden Ergebnisse des Enteroklysma (Sensitivität 76–100%, Spezifität 89%) haben es bis dato gleichwohl nicht vermocht, daß die Methode allgemein akzeptiert wird. Die Sondenapplikation – von vielen als zu aufwendig und nicht praxisgerecht eingeschätzt – stellt vermutlich die hauptsächliche Hemmschwelle dar. Es entspricht jedoch allgemeiner Erfahrung, daß mit zunehmender Übung die Sondenpositionierung ein eher beiläufiger Teil der Untersuchung wird. Die Genugtuung über die gelungene Untersuchung mit ihrer hohen Aussagekraft entschädigt beide, Arzt und Patient, für evtl. Unbequemlichkeiten.

Eine Vielzahl von Anfragen aus Klinik und Praxis hat Veranlassung gegeben, den Komplex Dünndarm in einem Symposium umfassend darstellen zu lassen. Im September 1988 war es möglich, Fachleute von internationalem Rang in Würzburg zu versammeln und über die einzelnen Themen referieren zu lassen. Es entstand so, ergänzt durch die Diskussion, eine Synopsis der morphologischen, klinischen und radiologischen Aspekte, die in diesem Bändchen wiedergegeben ist. Möge die Absicht sich erfüllen, daß die Darlegung des aktuellen Wissensstandes die Popularität des Enteroklysma weiter fördert.

Schweinfurt ENNO TRÜBER

Inhaltsverzeichnis

Mitarbeiterverzeichnis

Die Anschriften sind jeweils bei Beitragsbeginn angegeben

Wert der Biopsie

H. F. Otto [1]

1 Einleitung

Der Dünndarm ist unter funktionellen Aspekten ein komplexes Organ: Er steht im Dienste der Digestion und Resorption. Er ist ein permanent exponiertes immunologisches Kontaktorgan [Gut-Associated Lymphoid Tissue (GALT)] und insofern von entscheidender Bedeutung für die Entwicklung und Aufrechterhaltung der immunologischen Homöostase des Organismus. Der Dünndarm ist schließlich ein endokrines Organ [1, 8, 10, 15, 17, 22, 23, 26, 31].

Unter funktionellen Aspekten ist der Dünndarm aus zwei „Gewebeschichten", der Schleimhaut und der Muskulatur, aufgebaut. Diesen „Gewebeschichten" lassen sich zwanglos die Hauptfunktionen des Organes zuordnen: 1. die Motilität der (darmeigenen) Muskulatur und 2. die digestiv-resorptiven, immunologischen und endokrinen Funktionen der Schleimhaut.

Die Schleimhaut-assoziierten Funktionen ihrerseits sind bestimmten und morphologisch charakterisierbaren Zellen und Zellsystemen zugeordnet (Tabelle 1). Insofern erlaubt die Zell- und Strukturanalyse sowohl der gesunden wie der krankhaft veränderten Schleimhaut gewisse Rückschlüsse auch auf den Funktionszustand: „Structure and function are indivisible" [7].

Die perorale Dünndarmbiopsie ist als diagnostisches Verfahren seit etwa 40 Jahren bekannt. Sie gehört heute zu den routinediagnostischen Methoden in der Gastroenterologie. Mit der Entwicklung saug- und zangenbioptischer (endoskopischer) Methoden wurde auch der *morphologische Befund* fest in das methodische Repertoire der „klinischen Diagnostik" verschiedenster Enteropathieformen integriert. Funktionsanalytische und morphologische (histomorphologische) Methoden sind

[1] Pathologisches Institut der Universität, Im Neuenheimer Feld 220/221, D-6900 Heidelberg

Tabelle 1. Funktionelle Kompartimente der intestinalen Schleimhaut

Resorbierendes Kompartiment	Enterozyten (i. e. S.) = Saumzellen = Principal cells = Brush border cells = Villous columnar cells
Sekretorisches Kompartiment	Becherzellen Immature oligomucous cells Mature goblet cells Paneth-Zellen
Endo-/parakrines Kompartiment	Enteroendokrine Zellen
Proliferatives Kompartiment	Undifferenzierte Kryptenzellen = immature/undifferentiated proliferative cells Intercalated cells (?)
Immunkompetentes/immunassoziiertes Kompartiment	Lymphozyten (T und B) Plasmazellen Solitärfollikel Peyersche Plaques Immunassoziierte Zellsysteme M-(microfold-)Zellen Tuft-Zellen (?)

derzeit die wichtigsten diagnostischen Verfahren in der Abklärung vieler Gastroenteropathien [27, 28, 30].

Diagnostische Biopsien bzw. die morphologischen Methoden, die heute zur Bearbeitung und Auswertung bioptischer Präparate zur Verfügung stehen, sind bezüglich ihres (diagnostischen) Informationsgehaltes für die klinische Medizin so umfassend, daß mit einer rückläufigen Tendenz kaum zu rechnen ist.

Die Dünndarmbiopsie ist entweder in Form der gezielten gastroduodenoskopischen *Zangenbiopsie* oder der „blinden" *Saugbiopsie* bei allen Formen einer chronischen Verdauungsinsuffizienz und persistierender Abdominalbeschwerden indiziert.

Die anfängliche Skepsis gegenüber der endoskopischen Zangenbiopsie (zu kleine Partikelgröße = „makrozytologische" Präparate, Quetschungsartefakte, Entnahme praktisch nur aus dem Duodenum) hat sich, alles in allem, als unbegründet erwiesen [27, 28, 30]. Im allgemeinen ist das bei gastroduodenoskopischen Untersuchungen mit der Biopsiezange gewonnene Schleimhautmaterial diagnostisch durchaus befriedigend.

2 Aufarbeitung der Biopsiepräparate

Der diagnostische Informationsgehalt bioptisch gewonnener Dünndarmschleimhaut ist in erster Linie vom Erhaltungszustand des Gewebes abhängig. Das enterocytäre Epithel unterliegt außerordentlich schnell autolytischen, also irreversiblen Veränderungen, die im allgemeinen bereits 5 min nach der Gewebeentnahme einsetzen. Sie können die diagnostische Effizienz erheblich beeinträchtigen. Eine möglichst schnelle und optimale Fixierung der Biopsiepräparate ist deshalb unbedingt erforderlich. Sie sollte auf jeden Fall *vor* der lupenmikroskopischen Beurteilung und einer evtl. photographischen Dokumentation erfolgen. Die stereomikroskopische Beurteilung der Oberflächenstrukturen (s. unten) wird durch die Fixierung *nicht* beeinträchtigt. Es tritt zwar eine gewisse Trübung der Präparate infolge einer fixationsbedingten Eiweißfällung auf, die Reliefstrukturen (Zottenarchitektur) indessen werden nicht beeinflußt.

Die Fixierung der Biopsiepräparate erfolgt meistens in 4- bis 10%iger, neutral gepufferter *Formalinlösung*. Vergleichende Untersuchungen haben aber gezeigt, daß die nachfolgend aufgeführten Fixierlösungen eine im allgemeinen bessere Gewebserhaltung, somit eine bessere Beurteilung und damit eine höhere diagnostische Effizienz, garantieren: Äthanol, Bouin, Sublimat-Formaldehyd, Paraffin-/Glutaraldehyd, Glutaraldehyd. Sie sind, wenigstens zum Teil, für die heute immer notwendiger werdenden immunhistologischen Untersuchungen wesentlich geeigneter. Um das inzwischen sehr umfangreiche histologische und immunhistologische Repertoire der morphologischen Diagnostik umfassend einsetzen zu können, sollte seitens der Klinik bei klinisch problematischen Krankheitssituationen nach der unter diagnostischen Aspekten optimalen Gewebefixierung gefragt werden!

Für die Beurteilung der Zottenarchitektur ist eine möglichst orthograde Schnittführung durch das Biopsiepräparat erforderlich. Um eine derartige Schnittführung zu gewährleisten, sollte jedes dünndarmbioptische Präparat *vor* der Fixierung mit der Schnittfläche auf einer Glas- oder Korkplatte, gegebenenfalls auf Fließpapier, vorsichtig „ausgebreitet" werden.

Das fixierte und in Paraffin(Paraplast) eingebettete Gewebe sollte in Stufen von wenigstens 20 Schnittserien (elektrisches Mikrotom) aufgearbeitet werden. Standardfärbungen in der sogenannten Routinediagnostik sind:

1. *Hämatoxylin-Eosin,* gewissermaßen als „Übersichtsfärbung", 2. *Perjodsäure-Reaktion* (PAS-Reaktion) und 3. *verschiedene Trichrom-*

färbungen (z. B. van Gieson, Mallory, Masson-Goldner) zur Darstellung des Bindegewebes (kollagene Sprue).

Bei bestimmten Fragestellungen können Sialomuzine und sulfatierte Mukosubstanzen mit Hilfe der high-iron-diamine-alcian-blue-Reaktion (pH 2,5) dargestellt werden [14]. Weitere Färbemethoden müssen sich aus der jeweiligen klinischen Fragestellung (z. B. Amyloidose) ergeben.

Kryostatschnitte zum Nachweis von Neutralfetten und/oder Lipiden sind selten indiziert, beispielsweise bei einigen Speicherkrankheiten, wie der familiären An-Alpha-Lipoproteinämie (Tangier-Krankheit), der Wolmanschen Cholesterollipoidose oder der Cholesterolesterspeicherkrankheit, bei verschiedenen Neurolipoidosen oder bei der A-Beta-Lipoproteinämie, dem sogenannten Bassen-Kornzweig-Syndrom.

Es sollte auf jeden Fall vermieden werden, Dünndarmbiopsiepräparate für verschiedene histologische, histochemische oder biochemische Untersuchungen zu zerteilen. Selbst bei vorsichtiger Manipulation sind schnittbedingte Quetschartefakte nicht zu vermeiden. Sie beeinflussen den diagnostischen Informationsgehalt. Die meisten modernen Biopsiegeräte erlauben ohnehin Mehrfachbiopsien.

Für den gelegentlich schwer zu erbringenden Nachweis von Parasiten können von bioptischen Gewebeproben *Quetschpräparate* angefertigt werden. Sie sind diagnostisch oft wesentlich effizienter als lichtmikroskopische Untersuchungsmethoden.

2.1 Die sogenannten routinediagnostischen Methoden

In der täglichen Routinediagnostik erfolgt die Beurteilung eines Dünndarmbiopsiepräparates

1. lupenmikroskopisch (Reliefbeurteilung) und
2. lichtmikroskopisch in der oben aufgeführten Weise.

Beide Beurteilungsmöglichkeiten sind einander ergänzende Verfahren.

2.1.1 Lupenmikroskopie

Die lupenmikroskopische Beurteilung eines Dünndarmbiopsiepräparates geht auf Rubin [34, 35] zurück. Booth and Holmes haben sie zu einer diagnostisch wertvollen Routinemethode ausgebaut [4, 21].

Die lupenmikroskopische Untersuchung eines Biopsiepräparates erlaubt innerhalb kürzester Zeit eine *Reliefbeurteilung* der Schleimhautoberfläche. Fokale Veränderungen des Schleimhautreliefs, die histologisch nur in aufwendigen Rekonstruktionen an Serienschnittanalysen nachweisbar wären, werden durch die Lupenmikroskopie gleichsam mühelos erfaßt. Der lupenmikroskopische Nachweis bestimmter Reliefmuster und die Korrelation dieser Befunde mit definierten histologischen Läsionen haben die Sicherheit diagnostischer Aussagen an dünndarmbioptischen Präparaten wesentlich erhöht.

Nach Booth [4] werden die lupenmikroskopisch nachweisbaren Strukturalterationen im wesentlichen wie folgt klassifiziert:

1. ein normales Mukosarelief mit finger- und/oder blattförmigen Schleimhautzotten,
2. ein *gyriformes* Mukosarelief („convoluted mucosa"), das in aller Regel bei einer partiell-atrophischen Schleimhaut gefunden wird, und
3. eine *total flache* Mukosa mit oder ohne „mosaikartige Felderung". Schleimhautzotten fehlen. Die Kryptenmünder sind einsehbar. Die lupenmikroskopisch flache Schleimhaut entspricht histologisch einem totalen (subtotalen) Zottenschwund.

Systematische lupenmikroskopische Untersuchungen der intestinalen Schleimhaut haben gezeigt, daß schon bei Dünndarmgesunden eine erhebliche Variationsbreite beobachtet werden kann. Die statistische Norm ist breitgestreut. Die einzelnen Abschnitte des Dünndarms zeigen Reliefunterschiede, so daß bei der Beurteilung einer Biopsie auch immer der Entnahmeort mitberücksichtigt werden muß. „Prototyp" in den meisten mitteleuropäischen und nordamerikanischen Studien ist die fingerförmig-schlanke Schleimhautzotte. Verschiedene Untersuchungen aus Afrika und Asien haben demgegenüber auch bei Dünndarmgesunden stärker ausgeprägte Reliefvariationen mit gelegentlich sogar gyriformer Umgestaltung aufzeigen können. Ein Vergleich der aufgeführten Untersuchungsergebnisse zeigt ziemlich eindeutig, daß die statistische Norm durch exogene Faktoren, durch sozioökonomische Besonderheiten und durch regional geprägte Ernährungsgewohnheiten wesentlich mitbestimmt wird.

2.1.2 Lichtmikroskopie/Histologie

Bei der histologischen Untersuchung eines Dünndarmbiopsiepräparates werden in erster Linie Strukturen und Bauelemente der Schleimhaut berücksichtigt (Zotten, Krypten, Lamina epithelialis mucosae, Stratum proprium mucosae). Sie werden regelmäßig in der Dünndarmbiopsie erfaßt (Abb. 1 und 2). Insofern sind sie von besonderer diagnostischer Relevanz [29].

Die strukturelle und funktionelle Integrität der intestinalen Schleimhaut ist von einer Vielzahl von Faktoren abhängig (Abb. 3). Das entero-

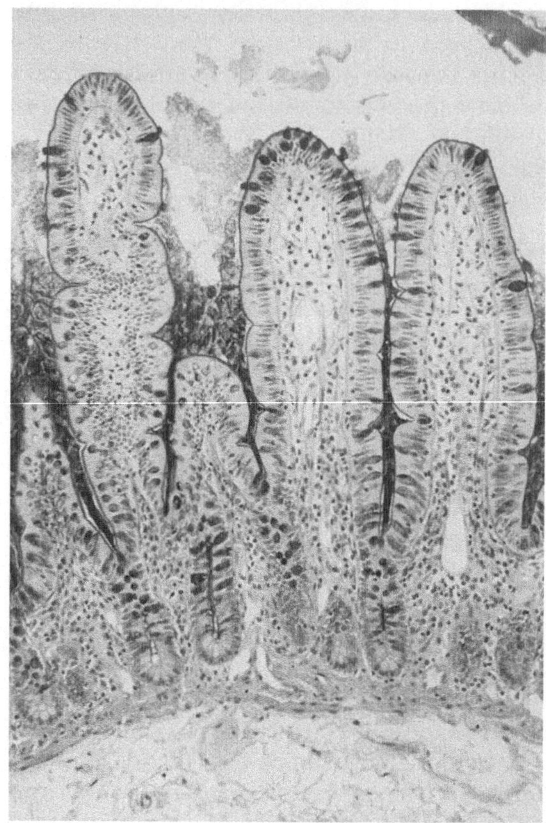

Abb. 1. Dünndarmbiopsie, proximales Jejunum. Schlanke und fingerförmig konfigurierte Schleimhautzotten. Polar differenziertes enterozytäres Epithel. PAS, Vergr. 120:1

zytäre Epithel gehört zu den sogenannten *Wechselgeweben*. Schon unter physiologischen Konditionen besitzt es einen außerordentlich hohen Zellumsatz (high-turn-over). Das proliferative Kompartiment, das für einen kontinuierlichen Zellersatz sorgt, liegt im Bereich der Schleimhautkrypten. Ausdruck der „proliferativen Kapazität" sind zahlreiche Mitosen. Das Proliferationspotential wird zudem am numerischen Verhältnis von Schleimhautzotten zu Schleimhautkrypten sichtbar. Durch dreidimensionale Rekonstruktionen konnte gezeigt werden, daß auf eine Zotte etwa 7–20 Krypten entfallen. Die intestinale Schleimhaut verfügt also über eine erhebliche Proliferationsreserve. Proliferatives und funktionelles Kompartiment bzw. Zellverlust (Exfoliation im Bereich der Zottenspitze) stehen normalerweise in einem Gleichgewicht („steady state"), das aufrechterhalten wird durch endogene (neurovaskuläre, humorale) und exogen-intraluminale (mechanische, bakterielle, nutritive) Regelmechanismen [9, 16].

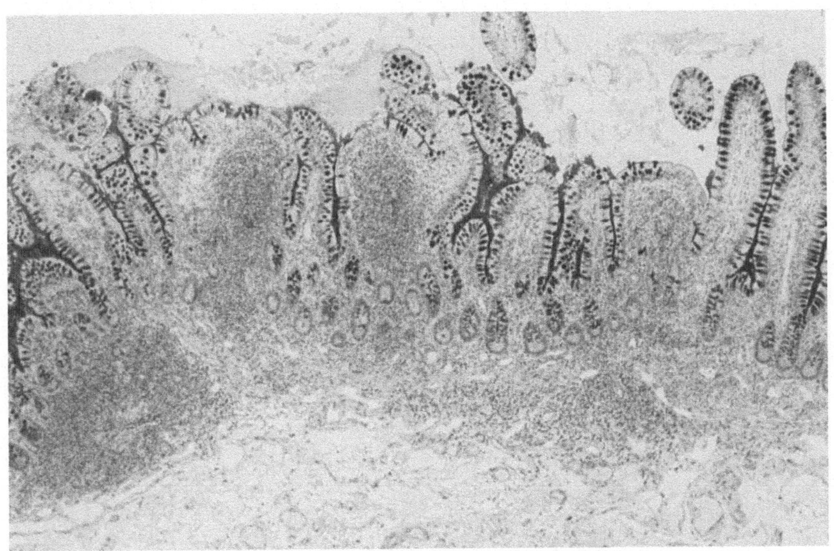

Abb. 2. Normale Dünndarmschleimhaut (Ileum). Bereich eines Peyerschen Plaques mit lymphatischen Aggregationen (keine Enteritis!). PAS-Alcian-blau, Vergr. 80:1

Der hohe Zellumsatz einerseits und die in Abbildung 3 aufgezeigten komplexen Regelmechanismen andererseits erklären wenigstens zum Teil die besondere Vulnerabilität der Dünndarmschleimhaut.

Bei der Interpretation pathologischer Schleimhautbefunde ist zu bedenken, daß die Raktionsmöglichkeiten der Schleimhaut unter der Einwirkung verschiedener Noxen offenbar begrenzt sind. Dieser Sachverhalt erschwert die Interpretation pathoanatomischer Befunde im Hinblick auf eine Kausalanalyse. Die mit morphologischen Methoden betriebene Diagnostik fragt deshalb auch in erster Linie nach den gestaltlichen Ursachen einer intestinalen Erkrankung. Die Frage nach den möglichen Ursachen der gestaltlichen Veränderungen ist bei weitem nicht immer zu beantworten.

Unter endoskopisch-diagnostischen Aspekten ist es sinnvoll, zunächst zwischen *diffusen* und *umschriebenen,* segmental akzentuierten Erkrankungen zu unterscheiden.

Diffuse Enteropathien (z.B.: glutensensitive Sprue/Zöliakie, M. Whipple) können im allgemeinen durch gezielte endoskopische Biopsien aus dem Duodenum sicher diagnostiziert werden, sofern ein morphologisch faßbares, krankheitsspezifisches bzw. -pathognomonisches Substrat vorliegt. Die diagnostische Effizienz der endoskopischen Biopsie wird bei diffusen Enteropathien allenfalls durch technisch bedingte Artefakte, nicht aber durch den Entnahmeort und durch die Größe des

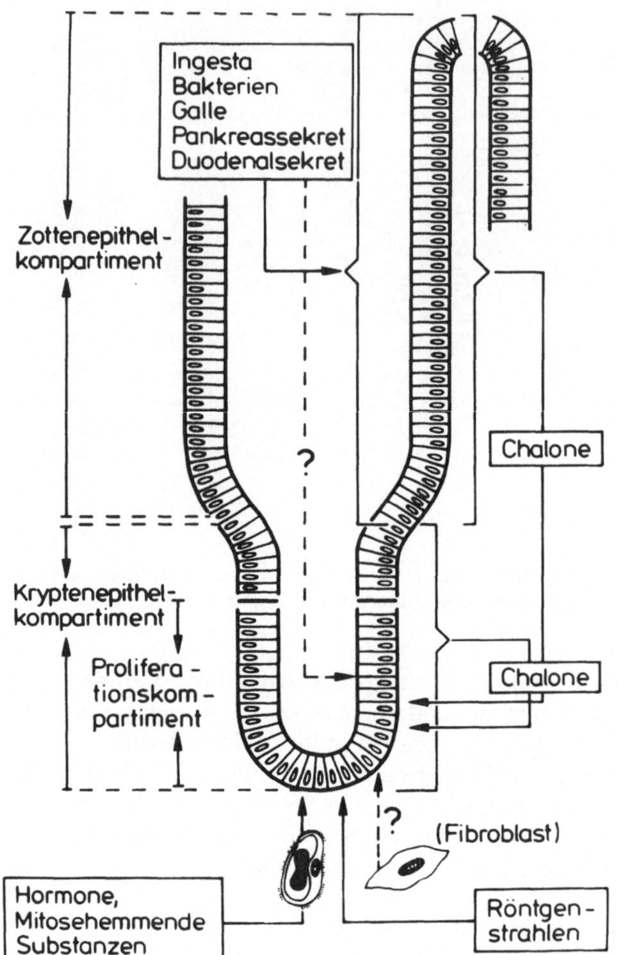

Abb. 3. Schematische Darstellung der endogenen und exogenen Regulationsmechanismen des enterozytären steady state. (Aus Otto [27])

entnommenen Gewebes limitiert [27]. Im allgemeinen ist das bei gastroduodenoskopischen Untersuchungen mit der Biopsiezange gewonnene Schleimhautgewebe bei *diffusen Enteropathien* diagnostisch ausreichend. Nach eigener Erfahrung bereitet lediglich die immunhistologische Analyse eines zangenbioptischen Präparates in der Abklärung etwa von Defektimmunopathien und/oder lymphoproliferativen Erkrankungen erhebliche Schwierigkeiten (s. unten). Bei einer entsprechenden klinischen Fragestellung sind die größeren, durch die Methoden der blinden Saugbiopsie gewonnenen Schleimhautpräparate diagnostisch durchweg geeigneter und wesentlich effizienter.

Segmental-zirkumskripte Läsionen des Jejenum und Ileum [z. B. malabsorptive Dermatitis herpetiformis Duhring („patchy lesions"), Lymphangiektasien, Ulzera („chronisch-ulzerative, nicht granulomatöse Jejuno-Ileitis"), aphthöse Schleimhautdefekte (M. Crohn), Lymphome, Karzinome oder auch „Polypen"] sind der „intestinoskopisch"-bioptischen Diagnostik nach wie vor nur schwer zugänglich. Jejuno- und Ileoskopie („Intestinoskopie", „Enteroskopie") sind zwar grundsätzlich möglich, können derzeit aber nicht zu den allgemein anwendbaren Routinemethoden in der gastroenterologischen Endoskopie gerechnet werden.

Anders als bei diffusen Enteropathien wird bei umschriebenen Läsionen, abgesehen von den technischen Schwierigkeiten einer „Intestinoskopie", häufig nur eine uncharakteristische Begleitreaktion aus dem Randbereich des eigentlichen Krankheitsprozesses erfaßt. Bei differentialdiagnostisch problematischen Krankheitsbildern (z. B. lymphoproliferative Erkrankungen, s. unten) liefert die endoskopische Zangenbiopsie zu wenig und damit diagnostisch nicht oder nur unzureichend auswertbares Material.

2.2 Spezielle morphologische Untersuchungsmethoden

Neben den routinediagnostischen Methoden steht dem Morphologen im weiteren ein methodisches Repertoire zur Verfügung, das neben der sogenannten Mikrodissektion nach Clarke [5, 6] histochemische, immunhistologische und elektronenmikroskopische Techniken beinhaltet [27]. Der erkenntnistheoretische Wert dieser Methoden ist unbestritten. Ihre Anwendung macht das, was gemeinhin „funktionelle Morphologie" genannt wird, überhaupt erst möglich. Indessen wird der diagnostische Informationsgehalt dieser speziellen morphologischen Untersuchungstechniken bei gastrointestinalen Erkrankungen vielfach überschätzt, die technisch-präparative „Handhabung" oft aber unterschätzt. Das gilt vor allem für elektronenmikroskopische Methoden. Histochemische, immunhistologische und elektronenmikroskopische Methoden sind komplizierter und aufwendiger als gelegentlich vermutet. Sie erfordern durchweg subtile Präprationstechniken und eine nicht unerhebliche theoretische Vorkenntnis, um beispielsweise methodisch bedingte Befund-Artefakte sicher erkennen zu können. Histochemie, Immunhistologie und Elektronenmikroskopie sind unserer Meinung nach keine routinediagnostischen Verfahren. Ihre Anwendung hat sehr wesentlich zum besseren Verständnis ätiologischer und pathogenetischer Zusammenhänge bei vielen intestinalen Erkrankungen beigetragen. Sie sind in den meisten Fällen aber routinediagnostisch entbehrlich, gehören zudem in die Hand erfahrener Morphologen. In ihrer wissenschaftlichen Wertigkeit sind sie allerdings weitaus mehr als nur „schöne und vielleicht auch instruktive Illustrationen oder schmückendes Beiwerk“ klinischer Fragestellungen.

Diese wahrscheinlich nicht allgemein akzeptierte Meinung muß bezüglich der Immunhistologie nach den Erfahrungen der letzten Jahre gewissermaßen positiv korrigiert werden. Mit immunhistologischen Methoden systematisch durchgeführte Untersuchungen haben den Beweis für die Existenz eines vom übrigen Immunsystem offenbar auch funktionell weitgehend segregierten „schleimhautassoziierten Immunsystems“ (common mucosal immun-system bzw. mucosa associated lymphoid tissue [MALT]) erbracht und damit zumindest unter pathogenetischen Aspekten sehr wesentlich zum besseren Verständnis verschiedener Darmkrankheiten beigetragen [1, 2, 11–13, 22–24, 39].

Die Bedeutung, die der immunhistologischen Analyse von Dünndarmbiopsien zukommt, betrifft vor allem die verschiedenen Formen von Defektimmunopathien und die malignen Lymphome [25, 27, 36]. In der subtilen, therapierelevanten Lymphom-Diagnostik spielen immunhistologische Techniken derzeit eine besondere Rolle [25]. Die Probleme in der bioptischen Diagnostik gastrointestinaler Lymphome liegen fraglos in der zangenbioptischen Materialgewinnung und nicht in den zur Verfügung stehenden Methoden der morphologischen Klassifikation.

3 Versuch einer Systematik dünndarmbioptischer Befunde

Die oft multifaktorielle Auslösung vieler Dünndarmerkrankungen macht es erforderlich, bei der Klassifikation dünndarmbioptischer Befunde verschiedene Klassifikationsprinzipien zu berücksichtigen. Hierzu gehören pathophysiologische Mechanismen, Lokalisation und Ausbreitung der einzelnen Krankheiten, ätiologische und pathogenetische Faktoren sowie Probleme der Pathoklise. Keines der aufgeführten Prinzipien wäre allein ausreichend, die Basis für eine Systematik der Dünndarmerkrankungen und somit auch der dünndarmbioptischen Befunde abzugeben. Eine Klassifikation nach ätiologischen Faktoren wäre hinsichtlich einer kausalen Therapie das erstrebenswerte Ordnungsprinzip. Es scheitert jedoch an der Tatsache, daß bislang bei zahlreichen Krankheiten die tatsächliche Krankheitsursache noch immer unbekannt ist.

Unter ausschließlich diagnostischen Gesichtspunkten lassen sich in Anlehnung an Wilson und Dietschy [20] und Perera et al. [30] die bisherigen Untersuchungsergebnisse etwa folgendermaßen zusammenfassen:

1. Erkrankungen mit diagnostisch-spezifischen (pathognomonischen) Biopsiebefunden: M. Whipple, A-Beta-Lipoproteinämie, kollagene Sprue (?), primäre intestinale Lymphome mit Malabsorption, Immunmangelsyndrome, eosinophile Enteritis, primäre intestinale Lymphangiektasie, parasitäre Erkrankungen (Lambliasis, Coccidiose, Strongyloidiasis, Capillariasis, Schistosomiasis, Histoplasmose u.a.m.).
2. Erkrankungen mit charakteristischen, nicht aber pathognomonischen Biopsiebefunden: Glutensensitive Enteropathie (Zöliakie, Sprue), malabsorptive Dermatitis herpitiformis Duhring, unklassifizierbare Sprue („refractory sprue"), tropische Sprue, Milcheiweißintoleranz der Säuglinge, Sojaprotein-Intoleranz u.a.m.
3. Erkrankungen mit nur inkonstant nachweisbaren Schleimhautläsionen, entweder diagnostisch-spezifischer oder -charakteristischer Art. Sofern derartige Läsionen erfaßt werden, sind definitive diagnostische Aussagen möglich. In dieser Gruppe ist naturgemäß nur der positive Biopsiebefund diagnostisch relevant.
4. Abnorme Biopsiebefunde, aber ohne diagnostisch-spezifischen oder charakteristischen Informationsgehalt.
5. Erkrankungen mit normalen (zumindest licht- und lupenmikroskopisch normalen) Biopsiebefunden. In diese Gruppe gehören beispielsweise die kongenitalen Störungen der Darmresorption, die sog. „brush border membrane diseases" [20]. Es handelt sich um isolierte Störungen der Darmresorption infolge eines isolierten Enzymausfalls (Enzymopathie). Der jeweilige Enzymmangel ist entweder biochemisch oder enzymhistologisch nachweisbar.

In Anlehnung z. B. an Trier [37, 38] und Blum [3] werden die dünndarmbioptischen Befunde von Gottesbüren und Riecken [16] wie folgt „systematisiert":

1. „Erkrankungen, die durch einen positiven Biopsiebefund diagnostiziert oder aber durch einen negativen Befund ausgeschlossen werden können":
z. B. einheimische Sprue, M. Whipple, A-Gamma-Proteinämie, A-Beta-Lipoproteinämie, kollagene Sprue u.a.m.,
2. „Erkrankungen, die durch einen positiven Biopsiebefund diagnostiziert, durch einen negativen Befund aber nicht ausgeschlossen werden können":
z. B. maligne Lymphome, Lymphangiektasien, Hypo- und Dysgammaproteinämien, Amyloidosen, M. Crohn u.a.m.,
3. „Erkrankungen, bei denen ein pathologischer Biopsiebefund vorliegen kann, dem aber keine entscheidende diagnostische Bedeutung zukommt":
z. B. Kwashiorkor, Viruserkrankungen, diabetische Enteropathie u.a.m.

4 Kasuistik

Die diagnostische Effizienz der Dünndarmbiopsie, der Histomorphologie also, soll an zwei Beispielen kurz dargestellt werden:

4.1 Morbus Whipple (Abb. 4 und 5)

Im eigenen Untersuchungsgut verfügen wir derzeit über 27 Beobachtungen [18, 19]. Das klinische Erscheinungsbild ist vielgestaltig. Angesichts der großen Variabilität klinischer Symptome, besonders in der Frühphase des M. Whipple, ergeben sich immer wieder differentialdiagnostische Probleme. Keines der zahlreichen in der Literatur beschriebenen Symptome kann als spezifisch gelten.

Die wichtigste differentialdiagnostische Dimension in der Diagnostik des M. Whipple ist, an das Krankheitsbild überhaupt zu denken.

Die klinische Primärmanifestation eines M. Whipple in Form eines Oberbauchtumors ist sicher ungewöhnlich. Die differentialdiagnostischen Implikationen einer solchen Krankheitsmanifestation sind breitgestreut, vor allem dann, wenn die derzeit häufig eingesetzte ultraschall-

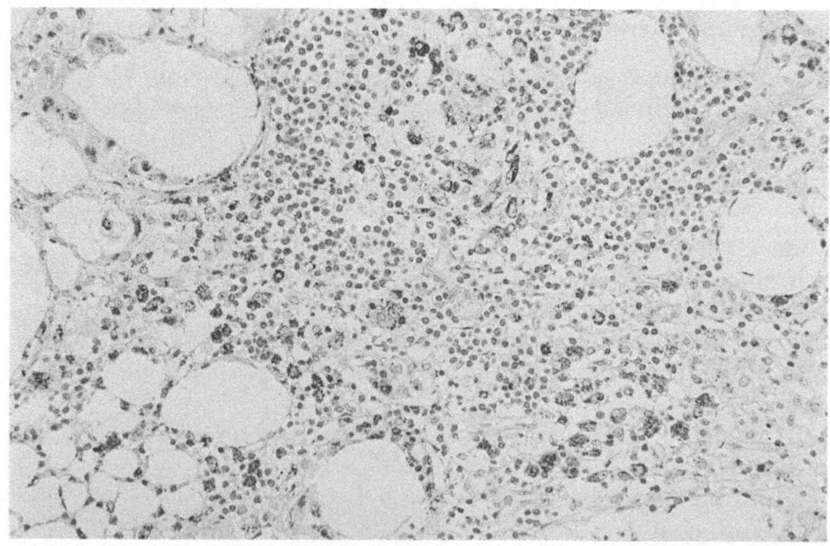

Abb. 4. M. Whipple. Mesenterialer Lymphknoten (klinisch: abdominales Lymphom). AEC, Vergr. 20:1 (Original)

gezielte Feinnadelbiopsie diagnostisch nicht eindeutig interpretiert werden kann. Da wir in letzter Zeit drei derartige Fälle beobachten konnten, soll auf diese Manifestation besonders hingewiesen werden.

Kasuistik [19]: 61jährige Patientin, die seit Jahren an ischialgiformen und „rheumatischen" Beschwerden litt. In der aktuellen Anamnese klagte die Patientin über einen zunehmenden Kräfteverfall sowie über einen Gewichtsverlust von 12 kg innerhalb weniger Wochen.

Im linken Oberbauch fand sich ein großer Tumor, der durch alle bildgebenden Untersuchungstechniken zweifelsfrei bestätigt wurde. Zur Klärung der klinischen Verdachtsdiagnose eines malignen Tumors wurde eine explorative Laparotomie durchgeführt. Intraoperativ stellte sich ein nichtresezierbarer „Tumor" dar, der die Mesenterialwurzel des

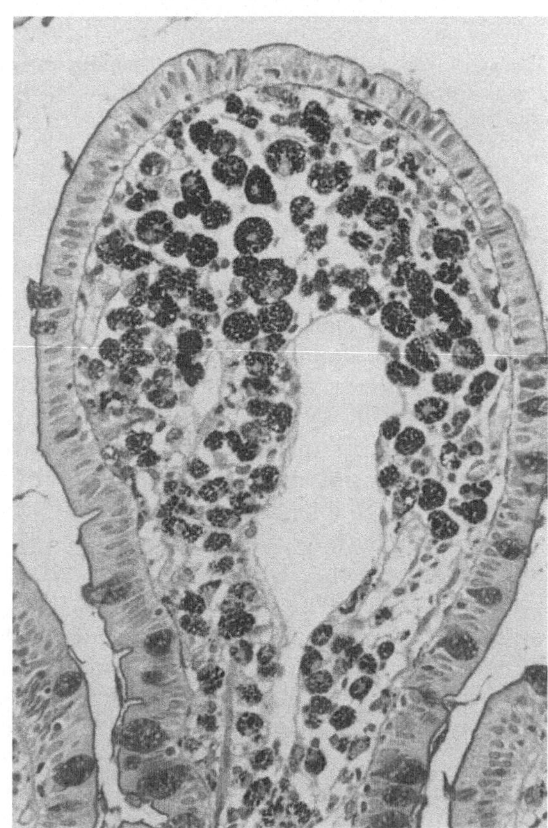

Abb. 5. M. Whipple: Plump und kolbig aufgetriebene Schleimhautzotten (Dünndarm). Im Zottenstroma zahlreiche PAS-positive SPC-Zellen. PAS, Vergr. 40:1 (Original)

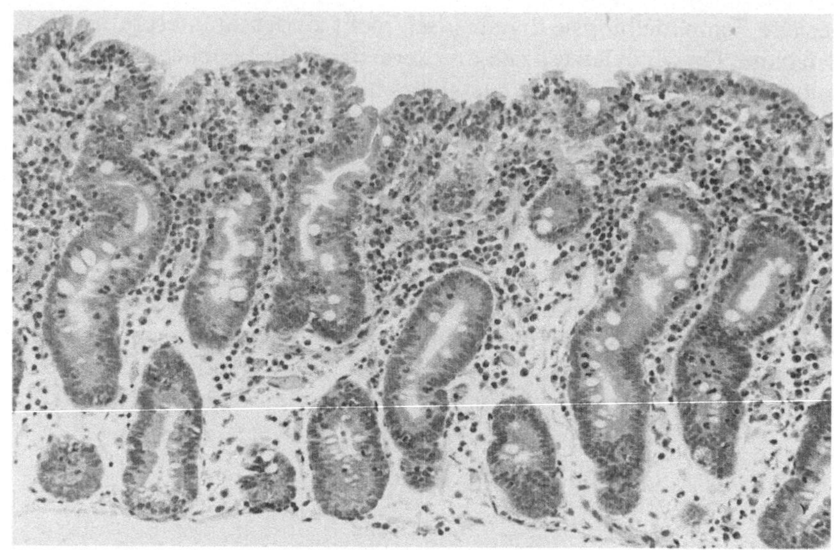

Abb. 6. Glutensensitive Enteropathie (Dünndarmbiopsie) mit subtotaler/totaler Zottenatrophie und Kryptenhyperplasie = spruetypischer Schleimhautumbau. HE, Vergr. 120:1

gesamten Jejunums und eines Teils des Ileums unter Einschluß der Mesentialgefäße „infiltrierte". Bei der intraoperativen Schnellschnittuntersuchung wurde überraschend ein ausschließlich entzündlicher Prozeß mit dem dringenden Verdacht auf das Vorliegen eines M. Whipple geäußert. Wohl kaum aufgrund dieser intraoperativen Schnellschnittdiagnose, sondern wegen der vermeintlichen „Inoperabilität des Tumors", wurde die Laparotomie im Sinne einer explorativen Laparotomie beendet. Die klinischerseits zunächst umstrittene und heftig diskutierte Diagnose „M. Whipple" konnte durch dünndarmbioptische Befunde und durch eine daraufhin durchgeführte antibiotische Therapie eindrucksvoll bestätigt werden.

Die antibiotische Therapie wurde über einen Zeitraum von 32 Monaten durchgeführt. Die notwendige Dauer der antibiotischen Therapie wird in der Literatur unterschiedlich angegeben, da eine objektive Richtgröße bislang fehlt. Empirische Empfehlungen reichen von einem Jahr bis zu lebenslanger Antibiotika-Einnahme. Im vorliegenden Fall war die Therapiedauer orientiert am sog. T-Zell-Index (Quotient aus T-Helfer- und T-Suppressor-Zellen). Beobachtungen im eigenen Krankengut sprechen dafür, daß der T-Zell-Index ein Indikator der Krankheitsaktivität und damit ein Parameter für die Therapiedauer sein könnte.

4.2 Glutensensitive Enteropathie (Zöliakie)

Die Zöliakie ist fraglos eine der wichtigsten Erkrankungen im Bereich der Nahrungsmittel-Intoleranzen [32]. Es wird angenommen, daß bei einer vorwiegend im HLA-System verankerten Prädisposition der schädigende Einfluß des Gliadins zu einer komplexen lokalen immunologischen Reaktion der Dünndarmschleimhaut führt.

Die Dünndarmbiopsie mit der nachfolgenden histologischen Aufarbeitung des Biopsiepräparates ist eines der wichtigsten diagnostischen Verfahren in der Abklärung der glutensensitiven Enteropathie. Mit ihrer Hilfe kann der spruetypische Schleimhautumbau mit subtotaler/totaler Zottenatrophie und Kryptenhyperplasie nachgewiesen werden (Abb. 6). Dabei fordert die European Society for Pediatric Gastroenterology and Nutrition, daß auch die *Permanenz* der Erkrankung nachgewiesen werden müsse. Diesbezüglich wird die Durchführung einer Gliadin-Belastung mit dem Nachweis eines neuerlich auftretenden spruetypischen Schleimhautumbaus gefordert. Dieses Vorgehen reflektiert die nach wie vor problematische und keineswegs restlos geklärte Abgrenzung von *permanenter* und *transitorischer* Gliadin-Intoleranz.

5 Tumorpathologische Befunde

In der Diagnostik von Dünndarmtumoren spielt die *Biopsie* (zumindest nach eigener Erfahrung) eine nur geringe Rolle. Abbildung 7 zeigt die häufigsten Lokalisationen der verschiedenen Tumorentitäten. Aus Gründen der Tumortopographie wird verständlich, daß allenfalls für den Bereich des Duodenums eine einigermaßen effektive bioptische Tumordiagnostik betrieben werden kann.

Obwohl inzwischen umfangreiche Erfahrungen auch mit aktuellen immunhistologischen Techniken vorliegen, bleibt m.E. die Lymphomdiagnostik am *bioptischen Material* besonders auch unter dem Aspekt einer therapierelevanten Subklassifikation selbst am kryopräservierten Gewebe problematisch. Das entscheidende Problem in der Diagnostik intestinaler (Dünndarm-)Lymphome ist die Größe der bioptischen Partikel.

Die aktuellen Aspekte der B- und T-Zell-Lymphome des Gastrointestinaltraktes sind von unserer Arbeitsgruppe anläßlich des Heidelberger Kongresses der Deutschen Gesellschaft für Verdauungs- und Stoffwechselkrankheiten ausführlich dargestellt und diskutiert worden [25].

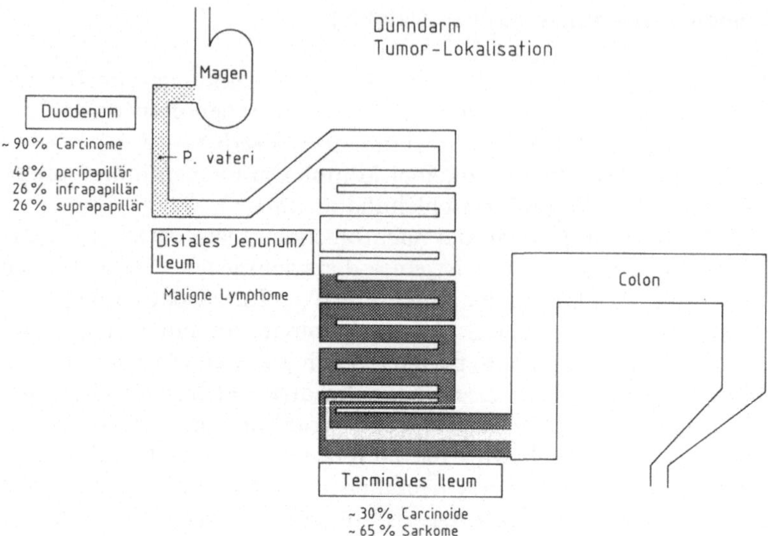

Abb. 7. Dünndarm, Tumorlokalisation

6 Zusammenfassung, Schlußfolgerungen, klinische Aspekte

Die intestinale Schleimhaut ist unter funktionellen Aspekten ein überaus komplexes Organ. Als Organ der Verdauung und Resorption muß es einerseits die Aufnahme lebenswichtiger Nährstoffe, andererseits einen effektiven Schutz gegen eine Vielzahl luminaler Antigene garantieren.

Die normale Struktur der intestinalen Schleimhaut wird durch komplizierte und komplex ineinandergreifende Regelmechanismen aufrechterhalten. Veränderungen der morphologischen Struktur (z. B. glutensensitive Enteropathie, Lymphangiektasien, radiogene Schäden u.a.m.) führen im allgemeinen auch zu funktionellen Störungen mit gelegentlich globalen Insuffizienz-Symptomen. Ebenso können primär-funktionelle Störungen, z. B. isolierte Enzymdefekte (brusher border membrane diseases), zu Strukturalterationen führen.

Die komplexen funktionellen und strukturellen Interaktionen werden wesentlich mitgestaltet und/oder moduliert durch die darmassoziierten neuroendokrinen Regulationssysteme (enteroendokrine Zellen, cholinerge, adrenerge, peptiderge Nerven bzw. intramurale Plexus). Die Vielfalt gastrointestinal „verankerter“ neurovegetativer Symptome spiegelt die enorme klinische Bedeutung dieser Regulationssysteme wider.

Mit immunhistologischen Methoden durchgeführte Untersuchungen haben den Beweis für die Existenz eines vom übrigen Immunsystem offenbar auch funktionell weitgehend segregierten schleimhautassoziierten Immunsystems (common mucosal immune system) erbracht und damit zumindest unter pathogenetischen Aspekten sehr wesentlich zum besseren Verständnis verschiedener Darmerkrankungen beigetragen (gastrointestinale Infektionen, Defektimmunopathien, maligne Lymphome).

Aus tierexperimentellen Untersuchungen ist bekannt, daß im Darm alle Typen der von Coombs und Gell (Übersicht [33]) klassifizierten Immunreaktionen (Überempfindlichkeitsreaktionen) ablaufen können. Diese Situation ist für die Entwicklung entzündlicher Darminfektionen von nicht unerheblicher Bedeutung. Überstimulationen des lokalen Immunsystems können zu deletären Hyperimmunreaktionen führen.

Das Konzept des „common mucosal immune system" (involving the bronchus, breast, bowel, salivary glands, lacrimal glands and urogenitaltract) rückt schließlich Aspekte der intestinalen (oralen, rektalen) Vakzination mehr und mehr in den Mittelpunkt des Interesses.

Funktionsanalytische und histomorphologische Methoden sind die derzeit wichtigsten diagnostischen Verfahren in der Abklärung der verschiedenen Enteropathien. Die perorale Dünndarmbiopsie ist als diagnostisches Verfahren seit etwa 40 Jahren eingeführt. Sie gehört heute zu den routinediagnostischen Methoden. Der diagnostische Informationsgehalt der Dünndarmbiopsie ist außerordentlich komplex. Dabei macht die Kenntnis der Orthologie die Grenzen, allerdings auch die Möglichkeiten deutlich, innerhalb derer sich morphologische Diagnostik bewegen kann.

Literatur

1. Asquith P (ed) (1979) Immunology of the gastrointestinal tract. Churchill Livingstone, Edinburgh London New York
2. Bienenstock J, Befus AD (1980) Mucosal immunology. Immunology 41:249–270
3. Blum AL (1973) Malabsorptionssyndrome. In: Frommhold W, Gerhard P (Hrsg) Erkrankungen des Dünndarms, Bd 2. Thieme, Stuttgart, S 127–156
4. Booth CC, Stewart JS, Holmes R, Brackenbury W (1962) Dissecting microscope appearances of intestinal mucosa. In: Wolstenholme GEW, Cameron MP (eds) Ciba Foundation Study Group No 14: Intestinal biopsy. Churchill, London, pp 2–23
5. Clarke RM (1970a) Mucosal architecture and epithelial cell production rate in the small intestine of the albino rat. J Anat 107:519–529
6. Clarke RM (1970b) A new method of measuring of the rate of shedding of epithelial cells from the intestinal villus of the rat. Gut 11:1015–1019

7. Craemer B (ed) (1974) The small intestine. Heinemann Medical Books, London
8. Dockray GJ (1977) Progress in gastroenterology. Molecular evolution of gut hormones: application of comparative studies on the regulation of digestion. Gastroenterology 72:344–358
9. Eastwood GL (1977) Gastrointestinal epithelial renewal. Progress in gastroenterology. Gastroenterology 72:962–975
10. Eberlein-Gonska M, Herbay A von, Otto HF (1987) Funktionelle Morphologie des Dünndarms. In: Caspary WF (Hrsg) Struktur und Funktion des Dünndarms, Diabetes-Forum-Reihe, Bd I. Excerpta Medica, Amsterdam Hongkong Princeton Sydney Tokio, S 9–61
11. Ermak ThH, Owen RL (1987) Phenotype and distribution of T lymphocytes in Peyer's patches of athymic mice. Histochemistry 87:321–325
12. Ermak ThH, Steger HJ, Owen RL, Strober S (1988) Depletion and repopulation of lymphocytes in Peyer's patches of mice after total lymphoid irradiation. Lab Invest 59(5):591–597
13. Ermak ThH, Steger HJ, Strober S, Owen RL (1989) M cells and granular mononuclear cells in Peyer's patch domes of mice depleted of their lymphocytes by total lymphoid irradiation. Am J Pathol 134:529–537
14. Filipe MI, Branfoot AC (1976) Mucin histochemistry of the colon. In: Morson BC (ed). Pathology of the gastro-intestinal tract. Springer, Berlin Heidelberg New York, pp 143–178
15. Gershon MD, Erde SM (1981) The nervous system of the gut. Gastroenterology 80:1571–1594
16. Gottesbüren H, Riecken EO (1977) Die Dünndarmbiopsie – Methodik und diagnostische Aussage. Leber Magen Darm 7(3):182–192
17. Heitz PhU (1979) The neuroendocrine system of the gastrointestinal tract. Path Res Pract 165:333–348
18. Herbay A von, Otto HF (1988) Whipple's disease: A report of 22 patients. Klin Wochenschr 66:533–539
19. Herbay A von, Windler F, Heckmayr M, Langkowski J, Kraas E, Otto HF (1987) Abdominaler Pseudotumor als klinische Manifestation eines Morbus Whipple. Dtsch med Wschr 112:1621–1625
20. Holmes R (1971) The intestinal brush border. Gut 12:668–677
21. Holmes R, Hourihane D O'B, Booth CC (1961) Dissecting microscope appearances of jejunal biopsy specimens from patients with idiopathic steatorrhoea. Lancet 1:81–83
22. Immunology of the gut (1977) Ciba Foundation Symposium 46 (new series). Elsevier. Excerpta Medica, Amsterdam Oxford New York
23. Jarry A, Cerf-Bensussan N, Flejou JF, Brousse N (1988) Le système lymphoide du tube digestif chez l'homme. Ann Pathol 8:265–275
24. Jarry A, Robaszkiewicz M, Brousse N, Potet N (1989) Immune cells associated with M cells in the follicle-associated epithelium of Peyer's patches in the rat. Cell Tiss Res 255:293–298
25. Möller P, Mielke B, Buhl K, Buhr H, Schlag P, Otto HF (1989) Gastrointestinale Lymphome. Z Gastroenterol Verh-Bd 24:115–119
26. Otto HF (1983) Topographie, makroskopische Anatomie und Histologie. In: Caspary WF (Hrsg) Dünndarm. Springer, Berlin Heidelberg New York (Handbuch der inneren Medizin, Bd III/3 A, S. 29–69)
27. Otto HF (1983) Dünndarmbiopsie: Morphologie. In: Caspary WF (Hrsg) Dünndarm. Springer, Berlin Heidelberg New York (Handbuch der inneren Medizin, Bd III/3 A, S 910–935)

28. Otto HF (1983) Bioptische Diagnostik der Dünndarmerkrankungen. Leber Magen Darm 13(6):243–250
29. Otto HF, Gebbers J-O (1977) Die Dünndarmbiopsie. In: Gheorghiū T (Hrsg) Das gastroenterologische Kompendium, Bd. 2. Witzstrock, Baden-Baden Brüssel Köln New York
30. Perera DR, Weinstein WM, Rubin CE (1975) Small intestinal biopsy. Human Pathology 2:157–217
31. Polak JM, Bloom SR, Wright NA, Daly MJ (eds) (1982) Structure of the gut. Basic science in gastroenterology. Glaxo, Ware, Herts/UK
32. Riecken EO (1983) Einheimische Sprue. In: Caspary WF (Hrsg) Dünndarm. Springer, Berlin Heidelberg New York (Handbuch der inneren Medizin. Bd III/3A, S 3–32)
33. Roitt I, Brostoff J, Male D (1987) Immunology. Churchill Livingstone, Edinburgh London Melbourne New York
34. Rubin CE, Dobbins WO (1965) Peroral biopsy of the small intestine. A review of its diagnostic usefulness. Gastroenterology 49:676–697
35. Rubin CE, Brandborg LL, Phelps PC, Taylor HC (1960) Studies of celiac disease. I. The apparent identical and specific nature of the duodenal and proximal jejunal lesion in celiac disease and idiopathic sprue. Gastroenterology 38:28–49
36. Salter DM, Krajewski AS, Dewar AE (1986) Immunophenotype analysis of malignant histiocytosis of the intestine. J Clin Pathol 39:8–15
37. Trier JS (1971) Diagnostic value of the biopsy of the small intestine. N Engl J Med 285:1470–1473
38. Trier JS, Falchuk MZ, Carey CM, SchreiberDS (1978) Celiac sprue and refractory sprue. Gastroenterology 75(2):307–316
39. Yoshioka H, Ohshio G, Furukawa F, Inada M, Miata S, Hamashima Y, Miyake T (1988) Immunohistochemical examination of Peyer's patches in autoimmune mice. Histochemistry 90:145–150

Nichtbildgebende Diagnoseverfahren

E. O. RIECKEN[1]

Das große Spektrum verfügbarer Dünndarmfunktionstests ist nicht nur der Ausdruck der Vielfalt intestinaler Resorptionsleistungen, sondern ebensosehr ihrer begrenzten Aussagemöglichkeit und des Wunsches nach neuen Tests mit eindeutigerer und besserer Aussage. Es kommt deshalb darauf an, die Praktikabilität einer solchen Diagnostik unter dem Aspekt der leichten Handhabbarkeit, ihrer Sensibilität und Spezifität sowie des Kostenaufwandes zu prüfen. Der ideale Funktionstest wäre demnach leicht durchführbar, in der Aussage spezifisch und im Nachweis empfindlich, im apparativen und personellen Aufwand billig und – unter dem Kostenaspekt – schnell durchführbar. Leider klafft hier zwischen Anspruch und Wirklichkeit eine erhebliche Lücke.

Eine Kosten-Nutzen-Betrachtung hat vor allem die Aufwendungen für die Dauer der stationären Diagnostik in Rechnung zu stellen, denn für die Gesamtheit der hier zu besprechenden diagnostischen Tests, ausschließlich der Dünndarmbiopsie, wird bei Zugrundelegung der GOÄ-Ziffern ein Einfachsatz vergütet, der in der Größenordnung des Tagesgeldsatzes derzeit im Klinikum Steglitz bei DM 420,– liegt. Somit ist der ökonomische Einsatz zur Abkürzung des Krankenhausaufenthaltes zwingend. Wichtiger noch als der Kostenaufwand ist aber die Belastung der Patienten durch die Fülle der zur Anwendung gebrachten Tests.

Bei dieser Sachlage ist es ein Gebot, das dem Kliniker zur Verfügung stehende kostenlose Potential einzusetzen: Anamnese, körperlicher Befund, Körpergewicht können wichtige Hinweise geben. Stuhlinspektion und Stuhlgewicht haben einen hohen Stellenwert. Einfache Laborparameter können die vermutete Malabsorption wahrscheinlich machen (HB-Wert, Calcium, Albumin, Cholesterin und Eisen im Serum).

Unter dem Aspekt der Praktikabilität möchte ich auf vier klassische funktionsdiagnostische Tests (den D-Xylose-Test, den Schilling-Test, den Laktose-Toleranz-Test und die Fettbilanz), sodann auf die H_2-Exhalationstests und den SeHCat-Test und schließlich auf die Dünndarmbiopsie unter funktionellen Aspekten eingehen.

[1] Freie Universität Berlin, Klinikum Steglitz, Medizinische Klinik und Poliklinik, Abteilung für Innere Medizin, Hindenburgdamm 30, D-1000 Berlin 45

Die Durchführung der indirekten Funktionstests ist relativ einfach. Das Ergebnis unterliegt indes zahlreichen Störfaktoren, wie unterschiedliche Magen-Dünndarm-Passage der Testsubstanz, Speicherung und Verstoffwechselung der Testsubstanz, Beeinflussung derselben durch die Nierenfunktion. Bei kritischer Bewertung ist ihr Einsatz dennoch lohnend, da sie mit hinreichender Wahrscheinlichkeit im klinischen Alltag eine relevante Funktionsstörung aufzeigen können.

D-Xylose-Test

Er ist als Toleranz und als Ausscheidungstest verwendbar. Vor dem Test wird der Urin verworfen, dann werden 25 g D-Xylose in 300 ml Tee gelöst appliziert. Zwei Stunden nach der Applikation wird der Blutwert bestimmt. Er liegt physiologischerweise über 30 mmol/l. Verwendet man den Test als Ausscheidungstest, so werden im 5-h-Urin mehr als 5 g – normale Nierenfunktion vorausgesetzt – ausgeschieden.

Die D-Xylose hat eine schwache Affinität zum Glukosetransportsystem und wird ganz überwiegend im proximalen Jejunum resorbiert, obwohl von der Testsubstanz insgesamt nur 60 % aufgenommen werden. Deshalb untersucht dieser Test in erster Linie das Glukosetransportsystem und den proximalen Dünndarm.

Die Höhe der Testdosis war zeitweise kontrovers. Es wurde gezeigt, daß hohe und niedrige Dosen annähernd die gleiche Resorptionskinetik zeigen mit einem Maximalspiegel 1–2 h nach der oralen Aufnahme. Doch wurde nachgewiesen, daß nur die höhere Dosis eine proximale Störung mit hinreichender Sicherheit im Dünndarm anzeigt. Dabei muß in Rechnung gestellt werden, daß eine deutliche Altersabhängigkeit besteht, die offenbar der Reduktion der Nierenfunktion parallel geht.

Eine mit der direkten Schwundratenmessung nachgewiesene Resorptionsstörung wird mit diesem Test nur in etwa 70 % aufgezeigt. Der biochemische Nachweis der Pentose beruht auf der Bildung eines rotbraunen Chromogens mit Parabromanilin, das im Eppendorf-Photometer bei 546 nm gemessen werden kann. Trotz seiner Mängel ist dieser Test der wichtigste der proximalen Dünndarmfunktionstests in der Praxis.

Vitamin B_{12}-Test

Der Vitamin B_{12}-Test nach Schilling ist der derzeit immer noch praktisch wichtigste Funktionstest des Ileums und damit der distalen Dünndarmfunktion.

Das Prinzip der Vitamin B_{12}-Resorptionstestung beruht auf einer Messung der Fraktion einer oralen Vitamin B_{12}-Dosis, die im 24-h-Urin ausgeschieden wird. Die Gewebespeicherung wird durch parenterale Vitaminzufuhr verhindert. Der Intrinsic-Faktor wird gleichzeitig oral appliziert, wenn die endogene Bildung gestört ist. Die Testdosis wird morgens nüchtern appliziert, und der 24-h-Urin vom Zeitpunkt der Vitamin B_{12}-Einnahme an gesammelt. Zwei Stunden nach der Testdosis werden 1000 Gamma Vitamin B_{12} in einer Flush-Dosis parenteral appliziert. Die Aktivität wird im Flüssigkeitsszintillationszähler im 24-h-Urin gemessen und als Fraktion der applizierten Dosis angegeben. Wenn weniger als 6–10% der applizierten Dosis im Urin ausgeschieden werden, liegt entweder eine Rezeptordysfunktion oder ein Zustand nach Dünndarmresektion vor.

Die Empfindlichkeit des Nachweises eines Resorptionsdefekts ist indes nicht sehr hoch. Erst bei einer Entfernung von mehr als 90 cm Ileum findet sich in einer annähernd hundertprozentigen Regelmäßigkeit ein pathologisches Testergebnis. Die Spezifität wird beeinträchtigt durch bakterielle Übersiedlung und Parasiten, wobei das Vitamin B_{12} kompetitiv zum Wert aufgenommen wird. Durch resorptionshemmende Medikamente und durch eine exkretorische Pankreasinsuffizienz, bei der sogenannte R-Proteine zu einer Bindung des Vitamin B_{12} führen, kommt es ebenfalls zu einem fehlerhaften Testausfall. Trotz dieser Störfaktoren ist auch zu diesem Test zu sagen, daß er unter den indirekten Funktionstests zur Prüfung der distalen Dünndarmfunktion der praktisch wichtigste ist.

Disaccharidbelastungstests

Eine Disaccharidmalabsorption kommt im Rahmen isolierter Enzymmangelzustände oder seltener sekundär als Folge anderer Erkrankungen vor. Ihr liegt also eine Digestionsstörung der Bürstensaummembran mit mangelhafter Spaltung des Disaccharids zugrunde. Der mangelhafte Anstieg der im Blut gemessenen Glukosespiegel nach oraler Applikation einer Testdosis – in der Regel der Laktose bei einem vermuteten Laktasemangel – führt zum verminderten oder fehlenden Anstieg. Schon die Durchfallsreaktion in Antwort auf die orale Testdosis gibt den klinischen Hinweis auf das fehlende Bürstensaumenzym.

Die apparativen Voraussetzungen für die Durchführung dieses Tests sind denkbar gering. Sie erfordern ein Photometer und die Überprüfung der Serumglukosespiegel nach Applikation der Testdosis. Das Testergebnis unterliegt den üblichen Störfaktoren indirekter Funktionstests und ist insofern mit nicht unerheblichen Fehlern belastet.

H_2-Exhalationstests

Elegant und unblutig sowie ohne Verwendung von Isotopen läßt sich eine Laktose- oder Kohlenhydratmalabsorption mit Hilfe der H_2-Exhalation nachweisen nach Applikation eines geeigneten Substrats. Grundlage dieser Methode ist die Tatsache, daß nicht-resorbierte Kohlenhydrate durch Darmbakterien metabolisiert werden, wobei sie Wasserstoff freisetzen, der nach Diffusion ins Blut über die Lunge eingeatmet wird. Bestimmt wird der Wasserstoff durch unterschiedliche Meßtechniken, die heute zu einem Kostenaufwand von etwa 10000,– DM verfügbar sind. Die Probenentnahme erfolgt endexpiratorisch. Ein Anstieg der H_2-Konzentration auf mehr als 20 ppm nach einer oralen Testdosis von 50 g Laktose zeigt einen Laktasemangel an. Sensitivität und Spezifität des Verfahrens sind hoch, und das diagnostische Spektrum dieses Verfahrens ist breit, denn prinzipiell lassen sich alle primären und sekundären Kohlenhydratmalabsorptionssyndrome mit dieser Methode erfassen. Zudem ist es möglich, bei Verwendung von Laktulose die Mund-Zökum-Transitzeit als weiteren Funktionsparameter zu messen. Schließlich ist darauf hinzuweisen, daß bei intestinaler bakterieller Kolonisation frühzeitig ein H_2-Anstieg als Ausdruck der intestinalen Fehlbesiedlung nachzuweisen ist.

Den H_2-Exhalationstests gegenüber sollten die ^{14}C-Exhalationstests nach Möglichkeit in der Diagnostik auf das Notwendigste beschränkt bleiben, obwohl ihre Handhabbarkeit bei vorhandener Meßtechnik simpel ist.

SeHCat-Test

In diesem Zusammenhang soll auf einen Ileumresorptionstest hingewiesen werden, bei dem eine künstliche Gallensäure, die Homotaurocholsäure, über Selen 75 gemessen wird. Da das Radioisotop-Selen 75 ein Gammastrahler ist, kann die Messung entweder im Ganzkörperzähler oder mit Hilfe einer Gammakamera, die heute in den meisten Krankenhäusern verfügbar ist, vorgenommen werden. Die nach einer Testdosis gemessene Retention liegt bei gesunden Kontrollpersonen zwischen 25 und 62%. Bestand eine Ileumresektion, so lag die Gallensäureretention zwischen 0,2 und 4%, während Patienten mit einer entzündlichen Veränderung des Ileums erniedrigte Werte zeigten. Nach den Untersuchungen von Balzer in Essen ist anzunehmen, daß im Vergleich zum Vitamin B_{12}-Ausscheidungstest im SeHCat-Retentionstest ein empfindlicherer Funtionstest für die Prüfung der Ileumfunktion zur Verfügung steht. Unsere eigenen Erfahrungen mit diesem Test reichen für diese Aussage nicht aus, da er sich in der Handhabbarkeit in unseren Händen als umständlich im Vergleich zur Vitamin B_{12}-Ausscheidungsuntersuchung nach Schilling erwiesen hat.

Fettbilanz

Wie steht es mit der im klinischen Alltag immer noch bevorzugt angewandten Fettbilanz als direktem Funktionstest zur Prüfung der Dünndarmfunktion? Grundlage dieses Tests ist die Tatsache, daß die Testsubstanz, das Nahrungsfett, unverändert und quantitativ – soweit nicht im Dünndarm resorbiert – im Stuhl wieder erscheint und dort gemessen werden kann. Dieses gilt jedenfalls cum grano salis. Der apparative Aufwand zur Durchführung ist im Grunde gering. Man gebraucht einen Homogenisator und einen Titrator, wobei die Stuhlhomogenisation am besten direkt im Auffanggefäß erfolgt. Die Geruchsbelästigung erfordert Arbeiten unter dem Abzug. Zur Aufbewahrung des kollektierten Stuhls ist eine separate Toilette mit adäquater Entlüftung erforderlich. Die praktische Durchführung der Untersuchung muß eine Aufnahme von mindestens 60 g Neutralfett mit der Nahrung pro 24 h garantieren. Bei dieser Belastung liegt die Fettausscheidung normalerweise zwischen 2 und 7 g/24 h. Ein pathologischer Ausfall kann erwartet werden bei Erkrankungen des Jejunums und des Ileums, doch ist die Sensitivität gering. Booth und Mitarbeiter haben schon im Jahre 1961 gezeigt, daß nach ausgedehnter proximaler Dünndarmresektion in einer Länge von 245 cm eine Steatorrhö nicht auftrat. Dem entspricht, daß die Fettbilanz eine mit der segmentalen Dünndarmperfusion nachgewiesene proximale Funktionsstörung nur in gut 72 % aufdecken konnte. Trotz dieses Mangels an Sensitivität war diese Funktionsprüfung dem Xylose-Test bei der Aufdeckung einer proximalen Funktionsstörung gering überlegen. Die Interpretation muß bedenken, daß das Ergebnis mehrdeutig in der Abgrenzung zur Pankreasfunktion ist. Die Suche nach einem besseren direkten Test ist deshalb verständlich. Newcomer und Mitarbeiter stellten 1979 einen ^{14}C-Triolin-Atemtest vor, mit dem sie im Vergleich zur Fettbilanz eine 100 %ige Sensitivität und eine 96 %ige Spezifität erreichten. Dieses günstige Ergebnis konnte in der Folge indes nicht von allen Untersuchern bestätigt werden.

Funktionelle Interpretation der Dünndarmbiopsie

Eine weitere direkte Funktionsprüfung steht uns in der funktionellen Interpretation des Dünndarmschleimhautbiopsiematerials zur Verfügung. Die heute simple Materialgewinnung mittels eines Kinderendoskops aus dem distalen Duodenum und die morphometrische Aufarbeitung des Biopsats ergibt über eine hochsignifikante Zottenhöhe-Schwundraten-Korrelation für aktiv transportierte Substrate die Möglichkeit, von dem Biopsat direkt auf die Funktion des proximalen Dünndarms rückzuschließen. Das ist in Abbildung 1 auch für die spruetypisch umgebaute Schleimhaut gezeigt. Wir selbst messen die Enzymaktivitäten zytospektrophotometrisch direkt am Gewebe und können dabei an sehr geringen Materialmengen präzise Aussagen zum Enzymgehalt in bestimmten Zellkompartimenten machen. Alternativ steht die Enzymaktivitätsbestimmung im Homogenat zur Verfügung. Eine letzte Möglichkeit, die wir allerdings nicht routinemäßig ausschöpfen, ist die Akkumulationsratenbestimmung am Biopsat mittels markierter Substrate, die im Szintillationszähler gemessen werden.

Ich habe aus Zeitgründen auf Untersuchungsmethoden, die im Rahmen wissenschaftlicher Fragestellungen von Interesse sind, wie die segmentale Dünndarmperfusionstechnik, hier nicht eigehen können. Außerdem habe ich bei der Erörterung der Funktionsdiagnostik darauf verzichtet, die Methoden zur Messung des enteralen Eiweißverlustes anzusprechen. Schließlich habe ich mich darauf beschränkt, nur die nicht-Erreger-bedingten Funktionsstörungen des Dünndarms abzuhandeln.

Zusammenfassend ist abschließend noch einmal festzuhalten, daß Aufwendigkeit und Belastung der Dünndarm-Funktionsdiagnostik für Patient und Personal zu ökonomischem, d. h. gezieltem Einsatz der Funktionstests zwingen. Wegweisend sind hier Anamnese, klinischer Befund und einfach zugängliche Laborparameter, wie Blutbild, Gesamteiweiß, Albuminfraktion, Calcium, Kalium, Natrium, Quickwert, Cholesterin und Eisen im Serum. Hinzu kommt die Stuhlinspektion,

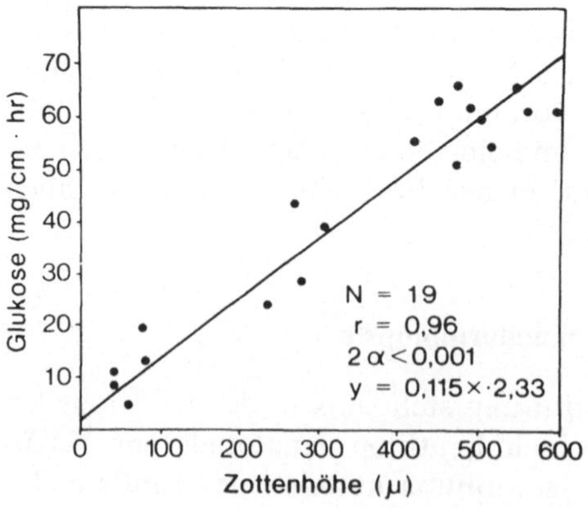

Abb. 1. Beziehung zwischen Glukoseresorption gemessen mittels segmentaler Dünndarmperfusion und Zottenhöhen bei Dünndarmgesunden und Patienten mit einheimischer Sprue. Oberes Jejunum. (Aus Bloch [2])

besser noch die Stuhlgewichtsbestimmung. Wird eine isolierte Funktionsstörung vermutet, so reicht in der Regel der indirekte Nachweis einer Disaccharidmalabsorption mit einem der zur Verfügung stehenden indirekten Tests. Dies kann unverändert bei Fehlen anderer Möglichkeiten mit Hilfe des sog. „Disaccharid-Toleranz-Tests" erfolgen. Wird eine proximale globale Funktionsstörung vermutet, so gelingt ihr Nachweis in der Regel mit Hilfe zweier Funktionstests, die zwei verschiedene Funktionen prüfen, so der Xylosebelastung und der Fettbilanz. Der rascheste und wirtschaftlichste Zugang ist die Dünndarmbiopsie und ihre funktionelle sowie morphologische Analyse, wobei zugestanden werden muß, daß die im Prinzip einfach durchzuführende biochemische Enzymaktivitätsbestimmung im Gesamthomogenat nur an wenigen Stellen etabliert ist. Eine relevante distale Funktionsstörung kann mit mäßiger Sensitivität durch Schilling-Test und aufwendiger mit dem SeHCat-Retentionstest nachgewiesen werden. Der Nachweis einer Ileumfunktionsstörung mit Hilfe des früher üblichen ^{14}C-Glykocholat-Exhalationstests in Kombination mit der ^{14}C-Ausscheidung im Stuhl ist heute praktisch verlassen worden im Hinblick auf den Einsatz ionisierender Strahlen und vor allem auch wegen des großen Meßaufwandes.

Literatur

1. Balzer K (1988) Diagnostik der Ileopathie. Z Gastroenterol Verh Bd 23:235–236
2. Bloch R, Menge H, Lingelbach B (1973) The relationship between structure and function of small intestine in patients with sprue syndrome and in healthy controls. Klin Wochschr 51:1151
3. Booth CC, Alldis D, Read AE (1961) Studies of the site of fat absorption. 2. Fat balances after resection of varying amounts of the small intestine in man. Gut 2:108–174
4. Newcomer AD, Hofmann AE, DiMagno EP, Thomas PJ, Carlson GL (1979) Triolein breath tests. A sensitive and specific test for fat malabsorption. Gastroenterology 76:6–13
5. Riecken EO (1985) Dünndarmfunktion – Resorption – Digestion – Sekretion. In: Blum AL, Siewert JR, Ottenjann R, Lehr L (Hrsg) Aktuelle gastroenterologische Diagnostik. Springer, Berlin Heidelberg New York Tokyo, S 528–547
6. Schilling RF (1953) Intrinsic factor studies. II. The effect of gastric juice on the urinary excretion of radioactivity after the oral administration of radioactive vitamine B_{12}. J Lab Clin Med 42:860–866

Stand der radiologischen Technik

G. Rosenbusch [1]

Der Dünndarm ist durch neue und verfeinerte klinische Tests, Biopsiemöglichkeit mittels Crosby-Kapsel und direkt anschließende lupenmikroskopische Beobachtung, sowie Enzymreaktionen an frischem Biopsiematerial in den Vordergrund klinischen Interesses gerückt. Dies ist nicht verwunderlich wegen der lebenswichtigen Funktionen dieses Organs.

Die Endoskopie des Dünndarms ist sehr beschränkt: Das proximale Jejunum ist mittels der verlängerten Gastroduodenoskopie und das terminale Ileum mittels der erweiterten Koloskopie der direkten Betrachtung zugänglich. Beides ist nicht immer möglich. Auch das elektronische Endoskop scheint nicht sehr erfolgversprechend zu sein: „Der mehr als 5 m lange Dünndarm bleibt eine endoskopische Crux" [11].

Trotz aller endoskopischen Bemühungen ist so die röntgenologische Untersuchung mit Bariumbrei die wichtigste aller in vivo Untersuchungen diffuser oder lokaler Makropathologie des Dünndarms. Wasserlösliche jodhaltige Kontrastmittel sind nur bei Perforationsverdacht und für die frühpostoperative Kontrolle indiziert.

Andere radiologische Methoden wie Angiographie, Echographie, CT und MRI haben komplementären Charakter, können bei Einsatz wegen extraintestinaler Problematik Hinweise geben für bestimmte Erkrankungen. Zur weiteren Differenzierung wird meist die Dünndarmuntersuchung mit Bariumbrei folgen müssen (Tabellen 1, 2).

Von den Methoden der Dünndarmuntersuchung mit Bariumbrei haben sich zwei durchgesetzt:

1. orale Darmpassage: Trinken großer Mengen Bariumbreis, entweder als eigene Untersuchung [6, 13] oder im Anschluß an die Magenuntersuchung
2. der Dünndarmeinlauf oder das Enteroklysma nach Sellink [15].

[1] Sint Radboudziekenhuis, Instituut voor Radiodiagnostiek, Universiteit Nijmegen, Geert Grooteplein zuid 18, NL-6500 HB Nijmegen

Tabelle 1. Radiologische Methoden der Dünndarmuntersuchung mit Indikationen

- Abdomenübersicht: Verdacht auf Obstruktion, Ileus
- Untersuchungen mit Bariumbrei: *Standarduntersuchung* zur Beurteilung von Lage, Passage und der Schleimhaut
- Angiographie: Blutungen; Karzinoid
- Ultrasonographie: } Wanddicke, Fisteln, Abszesse, Invagination Mesenterial-
- CT: } prozesse

(–MRI: Wanddicke)
- Isotopen: Blutungen, Eiweißverlust, Meckelsches Divertikel

Tabelle 2. Indikationen für Dünndarmuntersuchung mit Bariumbrei

- Verdacht auf M. Crohn bei Lokalisation im Dickdarm
- chronische Diarrhöe
- Malabsorption
- Hypalbuminämie unbekannter Ätiologie
- Komplikationen bei Sprue
- immunologische Störungen (Lymphome?)
- gastrointestinale Blutung, deren Ursache nicht im oberen Verdauungstrakt oder im Kolon liegt
- chronische, intermittierende Schmerzen im Abdomen
- enterale Fisteln
- abdominaler Tumor

Tabelle 3. Wirkungen von Metoclopramid und Caerulein

– Metoclopramid: (Paspertin®)	– Erhöhung der Magenperistaltik – Relaxierung des Pylorus – Erhöhung der Dünndarmmotilität
– Caerulein: (synthetisches Dekapeptid, ähnlich dem Cholezystokinin)	– Pylorusspasmus – Verzögerung der Magenentleerung – Herabsetzung der Motilität des proximalen Duodenum – Erhöhung der Peristaltik in Jejunum und Ileum

1. Orale Darmpassage als eigene Untersuchung (Trinken einer großen Menge Bariumbreis):

- oral 20 mg Metoclopramid (Paspertin®) 2–5 min vor Untersuchung
- Magenfüllung mit etwa 300 ml $BaSO_4$, spez. Gew. 1,27, (33% Gewicht/Volumen) rechte Seitenlage
- Durchleuchtung proximales Jejunum: Aufnahme 24 × 30 cm (100 mm Kamera)
- weiteres Trinken von 300 (–700) ml $BaSO_4$ in 1/2 Stunde

- in Abständen von 15–30 min Durchleuchtung mit Kompression und Palpation: Aufnahme in Bauchlage 30 × 40 oder 35 × 35 cm bei vollständiger Füllung des Dünndarms
- evtl. Caerulein 0,3 mikrogr./kg Körpergewicht i.m. bei langsamer Dünndarmpassage (Tabelle 3)
- bei guter Füllung des freiprojizierten Ileozäkalgebietes: Aufnahme 24 × 30 cm in 2 geteilt (100 mm Kamera)
- evtl. Doppelkontrast bei vollständiger Füllung des Dünndarms
  - kohlensäurefreisetzende Granula schlucken lassen (700–1000 ml Gas).
    Nach Freisetzung des Gases im Magen linke Rückenschräglage.
  - rektale Luftinsufflation für Ileozäkalgebiet (perorales Pneumokolon)
- Während gesamter Untersuchung nicht urinieren lassen: durch volle Blase werden Ileumschlingen aus dem kleinen Becken hochgedrückt
- Bei Spasmen kann ein Spasmolytikum (Glucagon® 1 mg i.v. oder Buscopan® 20 mg i.v.) verabfolgt werden.

Orale Darmpassage im Anschluß an Magenuntersuchung: Nach Untersuchung von Ösophagus, Magen und Duodenum Fortsetzung wie oben.

Bei entsprechender Erfahrung sind mit der konventionellen Methode, d. h. durch Trinken einer großen Bariumbreimenge und bei Variation der Technik je nach Notwendigkeit gute Ergebnisse zu erzielen [13].

2. Der Dünndarmeinlauf oder das Enteroklysma nach Sellink

In vielen gastroenterologisch-interessierten röntgenologischen Kliniken hat sich das Enteroklysma durchgesetzt, meist als Erstuntersuchung [1, 3, 5, 7, 8, 10, 14, 16], in einzelnen Kliniken auch als Zweituntersuchung in unklaren Fällen.

Gegenüber der konventionellen Methode (Abb. 1) ist man beim Enteroklysma nicht abhängig von der Magenentleerung; die Kontrastmittelmenge kann genau dosiert in den Dünndarm einlaufen und wird durch den Magensaft nicht verändert. Durch die kürzere Untersuchungsdauer ist die Eintrocknung des Bariumbreis weniger stark. Ausflockung und Sedimentation des Kontrastmittels werden vermieden.

Der Dünndarmeinlauf ist älter als 50 Jahre (Pesquara 1929; Schatzki 1943), doch erst die Entwicklung der modernen Sonden mit Führungsdraht erleichterte die Ausführung, so daß die Plazierung der Sonde im proximalen Jejunum rasch gelingt und nur selten Schwierigkeiten bereitet.

Sellink hat die Methode so standardisiert, daß sie routinemäßig für die Dünndarmuntersuchung eingesetzt werden kann [15].

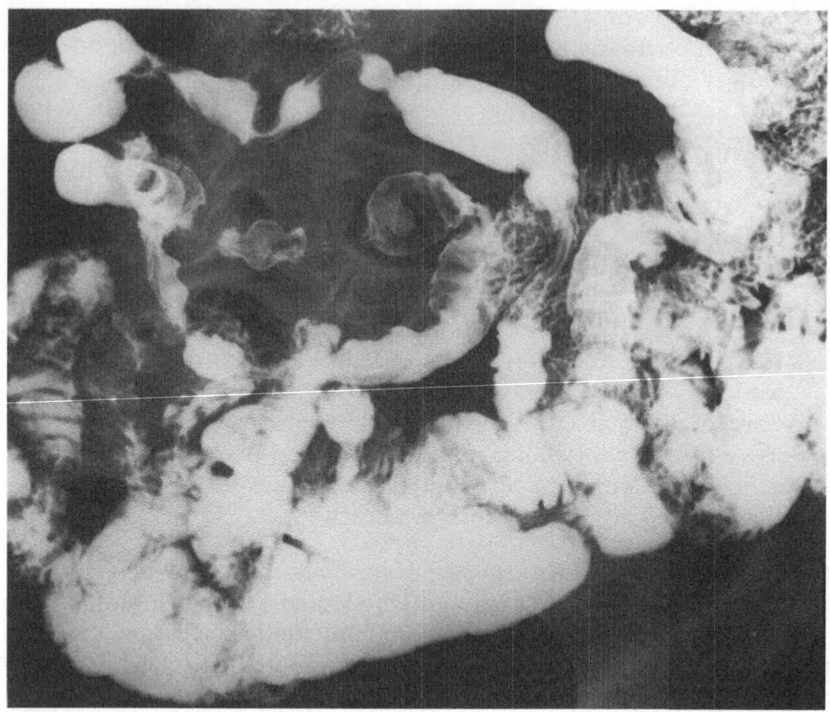

Abb. 1. Konventionelle Dünndarmdarstellung im Monokontrast als fraktionierte Kontrastpassage nach Pansdorf. Diskontinuierliche Füllung und ungleichmäßige Dehnung des Darms. Keine Transparenz sich überlagernder Schlingen

Vorbereitung für Enteroklysma

- Absetzen von Sedativa und Spasmolytika einige Tage vorher
- ab Mittag vor dem Untersuchungstag nur flüssige Nahrung
- Laxans (z. B. Rizinusöl, Magnesiumsulphat oder X-Präp.) am späten Nachmittag vor der Untersuchung, wodurch das Kolon weitgehend fäzesfrei und die Passagegeschwindigkeit erhöht wird
- Patient kommt nüchtern zu Untersuchung
- volle Blase bei Untersuchung drückt Dünndarm aus kleinem Becken

Ausführung (Tabelle 4)

- am besten Durchleuchtungsgerät mit Obertischröhre geeignet
- Durchleuchtung des Abdomens vorher: Ileus? Bariumreste?
- Spitze der langen Bilbao-Dotter-Sonde wird jenseits die Flexura duodenojejunalis gebracht. Mittels Führungsdraht gelingt es in wenigen Minuten, die Sondenspitze durch den Pylorus zu dirigieren.

Tabelle 4. Aufnahmen beim Enteroklysma

– während des Kontrastmitteleinlaufs	
24 × 30 cm (100 mm Kamera)	Jejunum (Bauchlage)
30 × 40 cm (35 × 35 cm)	Übersicht (Bauchlage)
24 × 30 cm in 2 geteilt (100 mm Kamera)	terminales Ileum (Rückenlage)
– während Wassereinlaufs/Luftinjektion	
30 × 40 cm	Übersicht (Bauchlage)
24 × 30 cm in 2 geteilt (100 mm Kamera)	terminales Ileum (Rückenlage)

Aufrollen der Sonde wird vermieden, wenn sie in stehender Haltung eingebracht wird. Die Führungsdrahtspitze sollte immer 2–5 cm vor der Sondenspitze liegen und den Pylorus nicht passieren, sondern lediglich die Sonde. Durch leichte Biegung des Führungsdrahts am Ende kann die Sondenspitze zum Pylorus hindirigiert werden. Bei sehr hypotonem Magen kann das Hochdrücken des Antrums das Erreichen des Pyloruskanals erleichtern.

Wenn die Sondenspitze an gewünschter Stelle liegt, wird der Führungsdraht entfernt. Danach Fixierung der Sonde mittels Klebeband am Mundwinkel. Meist wird die Sonde oral eingebracht. Bei entsprechendem Wunsch des Patienten kann diese auch nach entsprechender lokaler Anästhesie nasal eingeführt werden. Verweigerung der Sondeneinführung durch Patienten sehr selten: Patienten von Notwendigkeit der Untersuchung überzeugen!

- rechte Bauchlage des Patienten
- kontinuierliche Infusion (Injektion) des Bariumbreis, bis das Zäkum erreicht ist: ±75 ml/min Einlaufgeschwindigkeit; spezifisches Gewicht des Bariumbreis 1,25, bei schlanken Patienten 1,17–1,20; bei adipösen bis 1,30.

  Bei Neugeborenen spez. Gew. 1,15
  Bei Kleinkindern spez. Gew. 1,17
  Bei Schulkindern spez. Gew. 1,2

  Bewährt haben sich für die Einhaltung der Einlaufgeschwindigkeit Rollenpumpen [12]. Die Infusion durch Veränderung der Höhe des Bariumbehälters ist wenig exakt.

  Oft sind 700 ml Kontrastmittel ausreichend, manchmal jedoch 1000–1500 ml notwendig. Wenn mehr als 1000 ml Kontrastmittel erforderlich sind, sollte das spezifische Gewicht des zusätzlichen Kontrastmittels auf 1,20 herabgesetzt werden. Das Kontrastmittel sollte etwa Zimmertemperatur haben. Reflux des Kontrastmittels in den Magen muß vermieden werden. Dieser tritt auf, wenn das Kontrastmittel zu kalt ist, die Einlaufgeschwindigkeit zu hoch ist, die Duodenumspitze im

Duodenum liegt oder bei distal der Sondenspitze gelegener starker Stenose

- intermittierende Durchleuchtung mit Palpation und Kompression. 24 × 30 cm oder 100 mm Kamera-Aufnahmen vom Jejunum
- Übersichtsaufnahme in Bauchlage (30 × 40 cm oder 35 × 35 cm) bei vollständiger Füllung des Dünndarms einschließlich Zäkum und Aufnahmen der Ileozäkalregion (24 × 30 cm in 2 geteilt oder 100 mm Kamera)

Doppelkontrastdarstellung nach vollständiger Füllung des Dünndarms mit Bariumbrei

- mit Wasser: Sellink verabfolgt Wasser, um eine bessere Füllung bzw. Dilatation der Ileumschlingen und außerdem eine Doppelkontrastdarstellung zu erhalten.
  Wegen des raschen Abspülens des Bariumbreis von der Darmwand wird eine gute Doppelkontrastabbildung nur etwa 1–2 min lang erhalten. Außerdem infundiert Sellink Wasser, wenn nach Verabfolgung von 1200 ml Bariumbrei eine Dünndarmobstruktion noch nicht erreicht ist.
  Außerdem geeignet für Beurteilung des Zäkum/Colon ascendens und auch distalerer Kolonabschnitte im Anschluß an die Dünndarmuntersuchung
- mit Luft: Sellink injiziert Luft nur, wenn nach der Infusion von weniger als 600 ml Bariumbrei die Ileumschlingen im kleinen Becken als Konglomerat vorhanden sind, also keine Details zu erkennen sind
- mit Methylzellulose: Antes und Lissner (1983) verwenden eine 0,5 %ige Methylzelluloselösung: 10 g Methylzellulose (Tylose® MH 300 „Kalle") werden mit 200 ml 60 °C heißem Wasser angerührt und dann mit 1800 ml Leitungswasser verdünnt. Mit dieser Methode wird ein guter Doppelkontrast bis zu 20 min lang erhalten.
  Aufnahme des gesamten Dünndarms im Doppelkontrast in Bauchlage (30 × 40 cm) und Aufnahmen vom terminalen Ileum (24 × 30 cm in 2 geteilt oder 100 mm Kamera)
- zusätzliche Aufnahmen je nach Bedarf bzw. Pathologie

Zusätzliche Manöver zur Abbildung der Ileumschlingen im kleinen Becken [10, 15]

Beckenhochlagerung Luftinsufflation des Rektums und Sigmoids Blasenfüllung	} Ileumschlingen werden aus dem kleinen Becken hochgedrückt

Kaudokraniale und kraniokaudale Strahlenrichtung, falls möglich; Kompressionskissen unter Unterbauch bei Bauchlage des Patienten.

Anwendung von Pharmaka beim Enteroklysma [7, 15]

- Paspertin® zur Anregung der Peristaltik des Magens beim Einbringen der Sonde fast nie notwendig
- bei sehr hypotonem Dünndarm und entsprechend träger Füllung kann Paspertin® i. v. oder durch die Sonde in das Jejunum verabfolgt werden
- wenn sehr spastische Dünndarmanteile vorhanden sind, kann nach vollständiger Füllung des Dünndarms mit Bariumbrei bei der anschließenden Doppelkontrastuntersuchung Glukagon 1 mg i. v. gegeben werden, wodurch diese Anteile gut beurteilbar sind. Auch für die Untersuchung des Zäkum/Colon ascendens kann Glukagon hilfreich sein

Untersuchungsdauer (einschließlich Einbringen der Sonde): 30–45 min, bei starken Stenosen distal mit proximaler Dilatation und bei extrem langsamer Passage 1–1$^1/_2$ h. Durchleuchtungszeit 10–15 min

Vorteile des Enteroklysmas

- keine Vermengung des Bariumbreis mit dem Magensaft
- Füllung des Dünndarms unabhängig von Entleerung des Magens
- Regulierung der Einlaufgeschwindigkeit so, daß kontinuierliche Füllung des Dünndarms
- keine Ausflockung des Kontrastmittels
- kaum Eindickung des Kontrastmittels
- gute Beurteilbarkeit der Dehnungsfähigkeit des Dünndarms, wodurch auch geringe Strikturen nachweisbar sind infolge der prästenotischen Dilatation. Verbesserte Erkennbarkeit der Wandkonturen
- im Doppelkontrast sind auch übereinanderliegende Darmschlingen beurteilbar. Feine d. h. meist frühe entzündliche Schleimhautläsionen sind besser und häufiger erkennbar
- kontinuierliche Beobachtung, da Untersuchung nicht unterbrochen wird
- Möglichkeit der Untersuchung des Zäkum/Colon ascendens und distalerer Kolonabschnitte

Kontraindikationen für Enteroklysma

- Verdacht auf Perforation
- Obstruktion im Kolon
- Herzversagen
- Niereninsuffizienz

Komplikationen beim Enteroklysma

- Perforation von Duodenumdivertikeln bei Positionierung der Sonde (1 Fallbericht)
- Elektrolytstörungen: fraglich [2]
- duodenogastraler Reflux und schwallartiges Erbrechen, wenn Sonde nicht distal genug, Infusionsgeschwindigkeit zu hoch oder Bariumbrei bzw. Flüssigkeit für Doppelkontrastuntersuchung zu kalt
- Defäkation auf Untersuchungstisch, besonders im Anschluß an Wasserinfusion

Modifikationen der Enteroklysmamethode

- Herlinger [7] führt nur die Doppelkontrastmethode mit Methylzellulose aus (Abb. 2): lediglich 160 × 220 ml einer allerdings 80–90 % Gewicht/Volumen Bariumsuspension werden durch die Bilbao-Dotter-Sonde ins Jejunum infundiert. Danach Infusion von bis zu 2000 ml einer 0,5 %igen Methylzelluloselösung.
  Dauer des Doppelkontrastes etwa 20 min nach Entfernung der Sonde. Hiermit sind noch feinere Mukosaläsionen nachweisbar als mit den übrigen Doppelkontrastmethoden. Das Präparat Entero-H® scheint für diese Modifikation des Enteroklysmas besonders geeignet zu sein.
- Desaga [4] führt ebenfalls wie Herlinger ausschließlich die Doppelkontrastmethode aus, wobei dem Kontrastmittel und dem Distensionsmedium statt Methylzellulose hochmolekulare Guarinfraktion zugefügt wird. Guarin ist ein Polysaccharid. Mit dieser Methode sind selbst Aussagen über die Zottenmorphologie möglich. Größere Untersuchungen hierüber fehlen noch.
- Perorales Pneumokolon: nach vollständiger Füllung des Dünndarms und des Colon ascendens mit Bariumbrei rektale Luftinsufflation, so daß Doppelkontrastabbildung des Colon ascendens und des terminalen Ileum.
- Verwendung anderer Sonden z.B. Ballon am Ende der Sonde [9]. Wenn Sondenspitze an gewünschter Stelle, wird Ballon gefüllt, wodurch das Darmlumen abgeschlossen wird und duodenogastralem Reflux entgegengewirkt wird. Findet selten Verwendung.

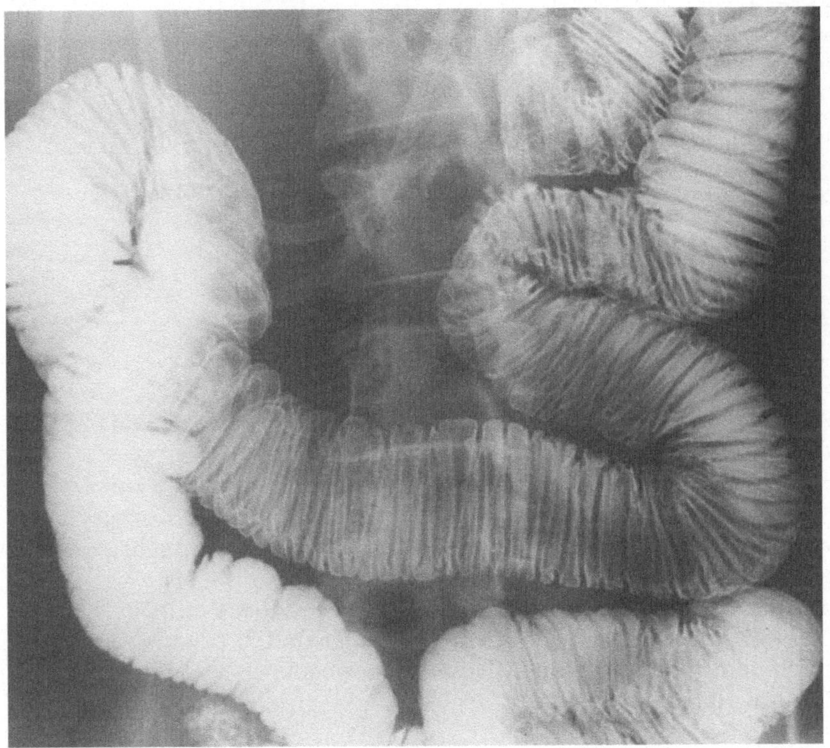

Abb. 2. Dünndarmdarstellung im Doppelkontrast als Enteroklysma nach Sellink, modifiziert nach Herlinger (Methylzellulose als Distensionsmittel). Gleichmäßige Dehnung des Darms, gute Erkennbarkeit von Details. Zunahme der Transparenz von proximal nach distal

Das röntgenologische Bild des normalen Dünndarms beim Enteroklysma [4, 7, 15] (s. auch Tabelle 5)

Normale Lage des Jejunum im linken Oberbauch.
Terminales Ileum im rechten Unterbauch.
Gute Beweglichkeit der Darmschlingen, die voneinander frei zu palpieren.
Im kontrahierten Zustand gefiedertes Aussehen des Jejunum durch die Kerckringschen Falten (Plicae circulares), im dilatierten Zustand semizirkuläre Falten.
Im Jejunum Faltendicke weniger als 2 mm, nach distal bis ins Ileum abnehmend.
Abstand der Kerckringschen Falten im Jejunum mehr als Faltendicke, nach distal zunehmend.

Tabelle 5. Beurteilung des Dünndarms

- Lage
- Tonus, Motilität, Peristaltik
- Lumenweite
- Dilatierfähigkeit
- Flüssigkeitsgehalt
- Breite, Konfiguration und Abstand der Plicae circulares
- Wanddicke
- Konturen, Oberfläche
- Beweglichkeit der Schlingen
- Passagezeit

Wanddicke $\pm 1{,}5$ mm (= Hälfte der Wanddicken zweier aneinanderliegenden Schlingen).
Lumenweite des Jejunum bis 4,5 cm und des Ileum bis 3,0 cm.
Fein granulierte Zeichnung der Schleimhautoberfläche (Korngröße ca. 0,5–0,8 mm), im Jejunum gröber als im Ileum. Im Ileum mehr samtartiger Charakter der Schleimhaut [4].
Im Dünndarm treten Förder- und Mischbewegungen auf.
Die Förderbewegungen werden durch Peristaltik bewirkt, ausgelöst durch den Füllungszustand. Die Mischbewegungen sind hingegen Pendelbewegungen.

Die orale Verabfolgung großer Bariummengen ist bei guter Ausführung und großer Erfahrung eine effektive Untersuchungsmethode des Dünndarms, das Enteroklysma ist jedoch als effektiver anzusehen und sollte deshalb als Erstuntersuchung eingesetzt werden [10]. Die Sensitivität des Enteroklysmas wird mit 76–100 % angegeben.

Bei der Analyse von 42 Läsionen bei 40 Patienten, die noch nicht bei der oralen Dünndarmpassage, wohl aber beim Enteroklysma diagnostiziert wurden, waren 30 (71 %) auch retrospektiv nicht auf den Aufnahmen der ersten Untersuchung zu sehen, beruhten demnach auf untersuchungstechnischen Fehlern, während die Nichterkennung der übrigen 12 Läsionen auf perzeptiven oder interpretatorischen Fehlern beruhte.

Modifikationen der Sellinkschen Methode des Dünndarmeinlaufs lassen weitere Verbesserungen erwarten. Die sogenannte Panendoskopie ist (noch) nicht in Sicht. Röntgenologen tragen deshalb eine große Verantwortung bei der Untersuchung des Dünndarms.

Diskussion

Frage: Vorbereitung zum Enteroklysma: Welche Laxantien?

Antwort: Die Wahl des Abführmittels ist unerheblich, da sie keinen Einfluß auf die Kontrastmittelhaftung im Dünndarm hat. Entscheidend ist allein die Wirkung.

Frage: Welches Distensionsmittel: Methylzellulose? Wasser? Guarinfraktion?

Antwort: Diese Frage wird von den Referenten unterschiedlich beantwortet, die meisten Untersucher verwenden jedoch eine 0,5 %ige Methylzelluloseaufschwemmung, die – vor allem bei Verwendung einer Rollerpumpe – gut zu instillieren ist. Wichtig ist die Beachtung der Temperatur: Sowohl die Bariumsuspension als auch das Nachflußmedium sollten im Wasserbad auf 27 °C gebracht werden.

Nicht alle Referenten haben Erfahrung mit der Guarinfraktion. Die Methode wird als problematisch geschildert, da die Vorbereitung umständlich ist, die Applikation des Bariumbreis wegen der hohen Viskosität zudem schwierig. Allerdings wird betont, daß die Darstellung des Feinreliefs regelmäßiger gelingt und der Beschlag länger anhält. Wegen der hohen Viskosität kann es zu einem verzögerten Kontrastmittelfluß im Dünndarm kommen, wodurch die Durchleuchtungszeiten länger werden.

Frage: Birgt nicht die isolierte Dünndarmdarstellung die Gefahr, Erkrankungen proximal des Treitz-Ligaments zu übersehen? Sollte man nicht zunächst Ösophagus, Magen, Duodenum untersuchen und dann die fraktionierte Dünndarmpassage anschließen? Wäre hierdurch nicht auch eine bessere Beurteilung der Funktion gegeben?

Antwort: Die Standardtechnik der Ösophagus-Magen-Duodenal-Untersuchung im Doppelkontrast und medikamentös induzierter Hypotonie schreibt die Verwendung eines Kontrastmittels mit *hoher Dichte* vor; dies ist völlig ungeeignet für die Dünndarmuntersuchung, da kontrastbedingte Artefakte eine exakte Dünndarmbeurteilung unmöglich machen. Die Standardtechnik zur Röntgenuntersuchung des Dünndarms, eben das Enteroklysma, sieht eine viel niedrigere Konzentration der Bariumsuspension vor, um ausreichende Schlingentransparenz zu gewährleisten, diese Kontrastmittelzubereitung wäre ungeeignet für den Magen. Beide Untersuchungen sollten also nicht miteinander kombiniert werden. Dringend zu warnen ist vor der Bereitschaft den Verdauungstrakt vom Ösophagus bis zur Bauhin-Klappe in einem Arbeitsgang zu untersuchen, dies würde den Grundsatz der organbezogenen Untersuchungstechnik verletzen. Es gilt also, die jeweils bestmögliche Untersuchungstechnik primär einzusetzen, also im Fall des Dünndarms das Enteroklysma. Hier sei daran erinnert, daß bei ca. 35% der Enteroklysmauntersuchungen pathologische Befunde aufgedeckt werden, die orale Verfolgungspassage leistet dies nur in 9% der Fälle. So gesehen ist der primäre Einsatz des Enteroklysma bei der Dünndarmdiagnostik auch das ökonomischste Vorgehen.

Literatur

1. Antes G, Lissner J (1983) Double-contrast small-bowel examination with barium and methylcellulose. Radiology 148:37–40
2. Barloon TJ, Franken EA (1986) Plasma electrolyte status after small-bowel enteroclysis. Am J Roentgenol 146:323–325
3. Bautz W, Schindler G (1983) Vergleichende Röntgenuntersuchung des Dünndarms mit Mono- und Doppelkontrast. Radiologe 23:295–303
4. Desaga F (1987) Röntgenologischer Nachweis pathologischer Veränderungen der Dünndarmschleimhaut. Fortschr Röntgenstr 146:689–694
5. Gelfand DW (1986) Enteroclysis in small bowel disease. Postgraduate Radiology 6:221–233
6. Grumbach K, Herlinger H, Laufer I, Levine MS (1988) Metoclopramide – Ceruletide-assisted small bowel examination. Fortschr Röntgenstr 149:47–51
7. Herlinger H (1982) The small bowel enema and the diagnosis of Crohn's disease. Radiol Clin North America 20:721–742
8. Laufer I (1984) Double contrast gastro-intestinal radiology. Saunders W.B., Philadelphia
9. Maglinte DDT (1984) Balloon enteroclysis catheter. Am J Roentgenol 143:761–762
10. Maglinte DDT, Lappas JC, Kelvin FM, Rex D, Chernish SM (1987) Small bowel radiography: how, when and why? Radiology 163:297–305
11. Ottenjann R (1988) Gastroenterologische Endoskopie. Dtsch med Wschr 113:152–154
12. Oudkerk M (1981) Infusion rate in enteroclysis examination. Proefschrift Leiden
13. Pringot J, Goncette L (1987) Peroral or tubeless entererography as an alternative to small bowel enema. In: Reeders JWA, Tytgat GN (eds) Gastro-enterologische radiodiagnostiek. Academisch onderwijs geneeskunde Amsterdam
14. Rödl W, Possel HM, Prull A, Wunderlich L (1986) Die Wertigkeit des Dünndarmdoppelkontrasteinlaufes im klinischen Einsatz. Radiologe 26:55–65
15. Sellink JL, Miller RE (1982) Radiology of the small bowel. Martinus Nijhoff, Den Haag
16. Taverne PP, Jagt E van der (1985) Small-bowel radiography. Fortschr Röntgenstr 143:293–297

Radiologische Aspekte bei Morbus Crohn*

H. HERLINGER [1]

1 Schleimhautveränderungen bei der nichtstenosierenden Form des M. Crohn

Das grobe Zottenmuster. Ein granuläres Muster, gröber als bei normalen Villi, wurde bei 39 von 46 Patienten mit M. Crohn beobachtet [1]. Es ist vermutlich die früheste röntgenologisch nachweisbare Veränderung. Ähnliche Beobachtungen sind allerdings bei anderen entzündlichen Dünndarmerkrankungen gemacht worden (z. B. Ischämie oder radiogene Enteritis). Histologisch findet sich ein entzündliches Zellinfiltrat mit geschwollenen, aufgetriebenen Villi.

Abnorme Falten (Abb. 1). Die Verdickung und Distorsion von Kerckringschen Falten kann durch Ödem als Folge von Lymphobstruktion oder durch den Entzündungsprozeß selbst verursacht sein. Die verdickten Falten erscheinen steif und gestreckt, manchmal abgeflacht, miteinander verschmolzen oder knotig. Ähnliche Veränderungen kommen bei der radiogenen Enteritis, bei der Ischämie und sogar beim Lymphom vor [3]. Liegt jedoch gleichzeitig ein grobes Zottenmuster vor, ist dies ein starker Hinweis auf M. Crohn im Frühstadium.

Umschriebene Faltenabszesse werden selten beobachtet, da die Schleimhaut im Krankheitsverlauf atrophiert; sie können von einer Zunahme des Lumendurchmessers begleitet sein.

Polypöse Läsionen (Abb. 2). Knoten oder Polypen treten in Verbindung mit verdickten Falten auf. Postentzündliche Polypen sind im Dünndarm selten. Sie bilden runde oder ovale Erhebungen mit normalem Schleimhautüberzug. Häufig findet man Knoten als Teil des aktiven Entzündungsprozesses. Diese Knoten sind etwa gleichgroß und können die

---

[1] Hospital of the University of Pennsylvania, Department of Radiology, 3400 Spruce Street, Philadelphia, PA 19104-4283, USA

* Übersetzung und Illustration von E. TRÜBER

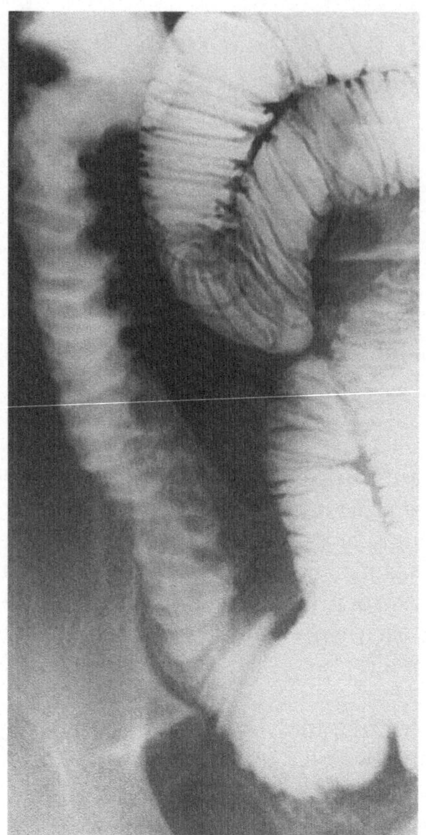

Abb. 1. Abnorme Falten. Crohn-Rezidiv in einer neoterminalen Ileumschlinge nach Hemikolektomie rechts. Lumenreduzierter Darm mit polypöser Faltenschwellung

Darmmukosa segmental besiedeln. Barium liegt dann in den Vertiefungen zwischen den nodulären Erhebungen und bildet so ein gekrümmtes Linienmuster. Die Randkontur eines solchen Segmentes wirkt wie eingekerbt. Der Durchmesser des Lumens ist praktisch normal. Dieses Bild ist oft irrtümlich mit dem „Pflasterstein"-Relief in Verbindung gebracht worden.

Das wirkliche „Pflasterstein"-Relief ist Ausdruck einer ulzeronodulären Veränderung bei M. Crohn in weiter fortgeschrittenem Krankheitsstadium. Es repräsentiert eine Kombination aus longitudinalen, transversalen und schräg verlaufenden linearen Geschwüren, die inselförmig stehengebliebene, verdickte und entzündete Schleimhaut umschließen (Abb. 3). Das Darmlumen ist eng.

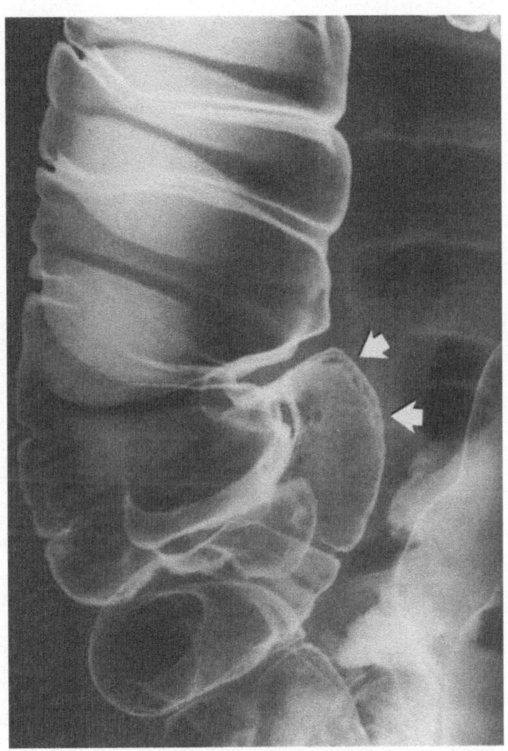

Abb. 2 Polypöse Schleimhaut im terminalen Ileum, hier ohne Faltenveränderungen. Frühstadium des M. Crohn

Aphthoide Ulzera (Abb. 4). Röntgenologisch sind aphthoide Ulzera als flache, 1–2 mm große Geschwüre zu erkennen, die von einem gut begrenzten Ödemhalo umgeben sind [5]. Sie kommen gewöhnlich gehäuft vor und können diffus verteilt sein. Man findet sie isoliert, sie können mit einigen der oben beschriebenen frühen Schleimhautveränderungen vergesellschaftet sein oder sie sind Teil fortgeschrittener Läsionen. Form und Größe der aphthoiden Ulzera gestatten ihre Abgrenzung gegenüber der lymphoiden nodulären Hyperplasie.

Nicht alle aphthoiden Ulzera bedeuten M. Crohn. Man findet sie auch bei der Yersiniose, bei der Tuberkulose, bei der ischämischen Kolitis, bei der Enteritis durch Zytomegalie-Virus und bei anderen Darmentzündungen. Aphthoide Ulzera können vollständig verschwinden oder in tiefere Ulzerationen übergehen.

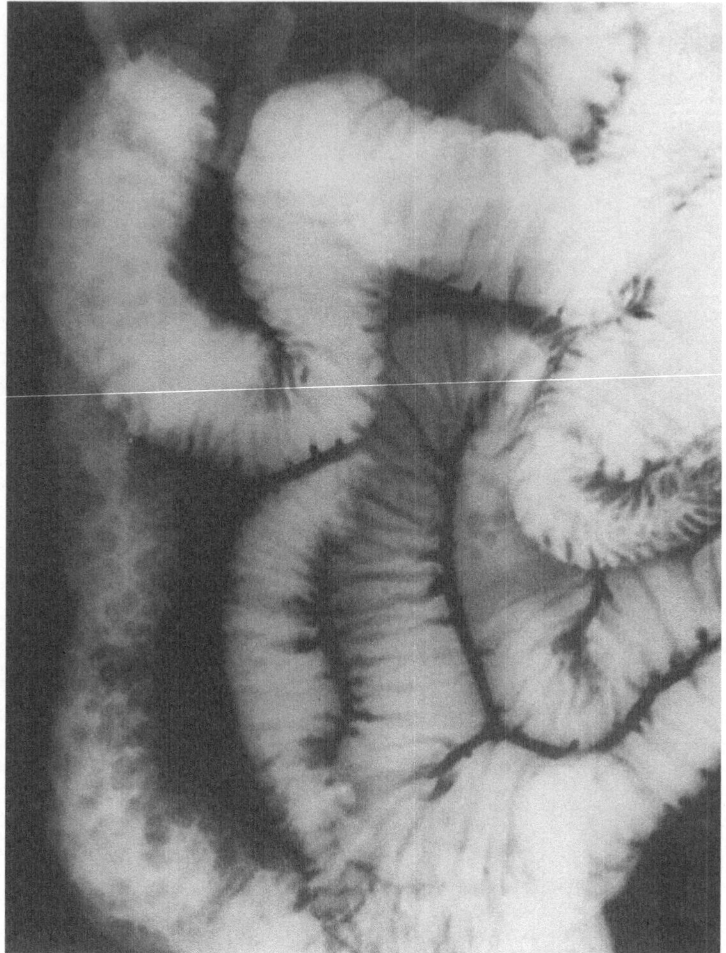

Abb. 3. Pflastersteinrelief. Ulzeronoduläre Schleimhaut mit Verlust der Kerckringschen Falten. Distanzierung der nichtbefallenen Nachbarschlinge durch Wandverdikkung und Mesenterialbeteiligung. M. Crohn seit 5 Jahren bekannt

2 M. Crohn und Meckelsches Divertikel

Der Nachweis eines Meckelschen Divertikels kann durch das Enteroklysma verläßlich erfolgen. Seine Erkennung basiert auf dem Nachweis einer dreieckigen Schleimhautformation am Divertikelursprung an der antimesenterialen Wand des distalen Ileum. Bei Patienten mit M. Crohn

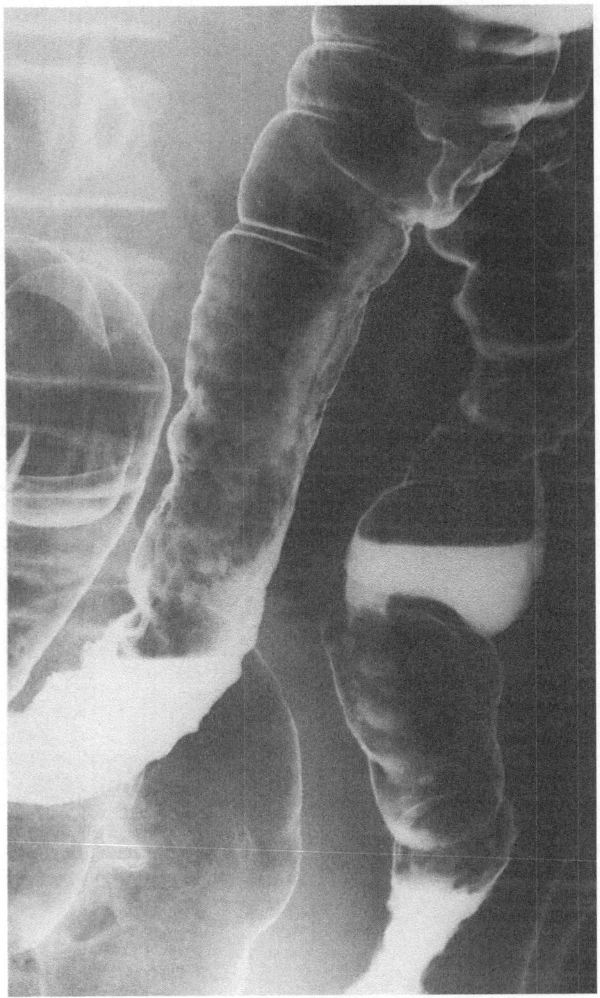

Abb. 4. Aphthoide Ulzera im Colon transversum. Akuter Schub bei M. Crohn (gleicher Patient wie in Abb. 3)

des Dünndarms sollen Meckelsche Divertikel gehäuft vorkommen. Wir glauben jedoch, daß die Crohn-immanente Separation von distalen Ileumschlingen die Bariumfüllung von Divertikeln begünstigt und die Diagnose so leichter gestellt wird [2]. Unter diesen Bedingungen können Meckelsche Divertikel auch mit der Technik der fraktionierten Verfolgungspassage nachgewiesen werden.

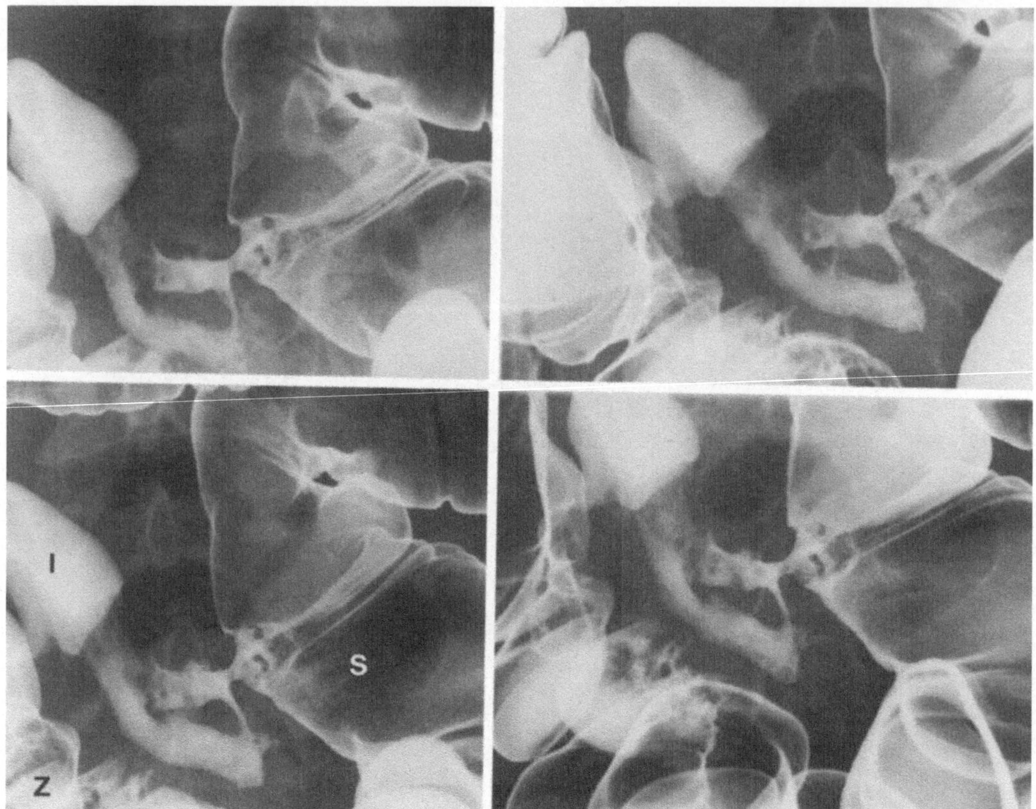

Abb. 5. Ileosigmoidale Fistel. *I* Chrohn-befallenes terminales Ileum; *Z* Zökum; *S* Colon sigmoideum mit inflammatorischem Polyp an der Fistelmündung

3 Fisteln zu Crohn-freien Darmsegmenten (Abb. 5)

Fisteln oder intramurale Gänge („sinus tracts") werden bei etwa 20% der Patienten mit M. Crohn im Rahmen einer Röntgenuntersuchung des Dünndarms aufgedeckt. Wichtig ist der Nachweis von Fisteln zum Colon sigmoideum. Im Bereich des Fisteleintritts in das Sigma sind Crohn-Läsionen des Dickdarms niemals zu finden. Bei der Operation ist es daher ausreichend, den Crohn-befallenen Darmabschnitt mit der Fistel zu resezieren und die Öffnung im Sigma zu verschließen. Duodenalfisteln mit Verbindung zum Colon transversum oder zum Dünndarm bedingen vergleichbar ebenfalls niemals einen Crohn-Befall des Duodenum [4].

Entzündliche Konglomerattumoren oder Abszesse, die gewöhnlich von Crohn-befallenen Darmschlingen der Ileozökalregion ihren Ausgang nehmen, können einem anderen Dünn- oder Dickdarmabschnitt angelagert sein und hier einen unspezifischen „Pelotten"-Effekt verursachen. Bei der Operation lassen sich diese nicht entzündeten Abschnitte durch stumpfe Präparation von dem Entzündungsprozeß trennen [4].

Diskussion

Frage: Aphthoide Läsionen bei M. Crohn: Ist das Enteroklysma zum Nachweis unerläßlich? Kann man die Indikation auf die präoperative Diagnostik beschränken?

Antwort: Das Enteroklysma ist bei allen Patienten mit M. Crohn die empfindlichste Methode, subtile Veränderungen am Dünndarm – eben auch Aphthen – aufzudecken. Dies gilt besonders für die Rezidivdiagnostik im neoterminalen Dünndarm, zum Beispiel nach Hemikolektomie. Eine besondere Bedeutung hat das Enteroklysma für Patienten, deren Diagnosestellung „Crohn" schon etliche Jahre zurückliegen kann. Diese Patienten, deren Erkrankung histologisch niemals gesichert wurde, nehmen aus Furcht vor dem Rezidiv laufend Medikamente ein und deren Nebenwirkungen in Kauf. Hier besteht die Indikation zum Enteroklysma in der Klärung der Frage, ob diese Patienten jemals einen M. Crohn hatten oder ob sie dünndarmgesund sind. Das Enteroklysma ist die einzige Untersuchungsmethode, bei der man mit voller Sicherheit Normalität von Krankheit unterscheiden kann.

Bei der Planung eines chirurgischen Eingriffs sind geringfügige Crohn-Veränderungen im Enteroklysma leichter zu erkennen.

Frage: Differenzierung aphthoide Läsion und Polyp: Gibt es sichere Unterscheidungskriterien?

Antwort: Wenn die Aphthe klar ausgebildet ist, ist sie unverkennbar. Sie besteht aus einer Vorwölbung mit zentraler Ulzeration – und dies ist etwas ganz anderes als ein Lymphfollikel. Aphthen können verschwinden und folgenlos abheilen, ohne Gefahr für ein Crohn-Rezidiv. Aphthen können sich aber auch verändern: Mehrere Aphthen können zu einem tieferen Geschwür konfluieren. Wenn Aphthen persistieren, kann es zur Abheilung des zentralen Geschwürs kommen, wärend die Vorwölbung erhalten bleibt. Diese Vorwölbung ist unscharf begrenzt, solange sie ein Ödem repräsentiert. Bei der Umwandlung des Ödems in einen inflammatorischen Polypen wird die Grenze der Vorwölbung schärfer. Das gleiche vollzieht sich im Magen. Im Magen haben wir (komplette) Erosionen, die ganz verschwinden können, jedoch auch manchmal persistieren. Dabei wird das Ödem allmählich durch Kollagen ersetzt, das Geschwür heilt ab, und es bleibt ein hyperplastischer Polyp. Der Vorgang ist im Magen und im Dünndarm identisch und zeitlich nicht vorherzusagen.

Literatur

1. Glick SN, Teplick SK (1985) Crohn disease of the small intestine: diffuse mucosal granularity. Radiology 154:313–317
2. Glick SN, Maglinte DDT, Herlinger H (1988) Association of Meckel diverticulum in Crohn disease: relevance to radiology and subject review. Gastrointest Radiol 13:67–71
3. Goldberg HI, Sheft DJ (1976) Abnormalities in small intestinal contour and caliber. Radiol Clin N Amer 14:461–475
4. Herlinger H, O'Riordan D, Saul S, Levine MS (1986) Nonspecific involvement of bowel adjoining Crohn's disease. Radiology 159:47–51
5. Laufer I, Costopoulos L (1978) Early lesions in Crohn's disease. Am J Roentgenol 130:307–311

Die Differentialdiagnose des Morbus Crohn*

O. EKBERG[1]

Die Merkmale des M. Crohn des Dünndarms sind unspezifisch. Sie sind Ausdruck eines stereotypen Reaktionsmusters, mit dem der Dünndarm auf unterschiedliche Krankheitsursachen antwortet. Dies bedeutet jedoch nicht, daß die Röntgendiagnose des M. Crohn zweideutig oder ungenau wäre – im Gegenteil, die Röntgendiagnose ist fast immer eindeutig. Dies beruht darauf, daß der Radiologe alle Aspekte der radiologischen Veränderungen in seine Betrachtung einbezieht, wobei Anamnese, körperliche Untersuchung, Ergebnisse anderer Labortests und vielleicht vor allem der klinische Verlauf mit zum Tragen kommen. In diesem Kapitel werden einige Dünndarmerkrankungen vorgestellt, bei denen der M. Crohn im Rahmen des diagnostischen Gesamtkonzepts differentialdiagnostisch in Erwägung gezogen werden muß. Einige der spezifisch radiologischen und/oder klinischen Befunde, die zur richtigen Diagnose führten, seien miterwähnt.

Das klinische Bild der *Colitis ulcerosa* kann zeitweilig den M. Crohn nachahmen. Bei den meisten Patienten sind die Röntgenzeichen im Dickdarm typisch, der Nachweis oder Ausschluß einer Beteiligung des Dünndarms kann für die korrekte Diagnose machmal jedoch wichtig sein. Etwa 10 % der Patienten mit Colitis ulcerosa zeigen Veränderungen im terminalen Ileum. Bei dieser sog. „back-wash"-Ileitis (Abb. 1) ist der Darm dilatiert, glatt konturiert und zeigt eine flache Schleimhaut, die granuliert sein kann. Die Ileozökalklappe steht charakteristischerweise offen. Größere Ulzerationen und verdickte Falten kommen nicht vor.

Die *Tuberkulose* [11] des Verdauungstraktes ist oft die Folge einer offenen, kavernösen Lungentuberkulose. Die Thoraxaufnahme führt zu der richtigen Diagnose. Die Läsionen folgen der Verteilung des Lymphgewebes und nehmen vom Jejunum zum Ileum hin zu. Die Tuberkulose kann alle Kennzeichen des M. Crohn aufweisen: Geschwüre, Fibrose,

---

[1] Hospital of the University of Pennsylvania, Department of Radiology, GI Section, 3400 Spruce Street, Philadelphia, PA 19104-4283, USA

* Übersetzung und Illustration von E. TRÜBER

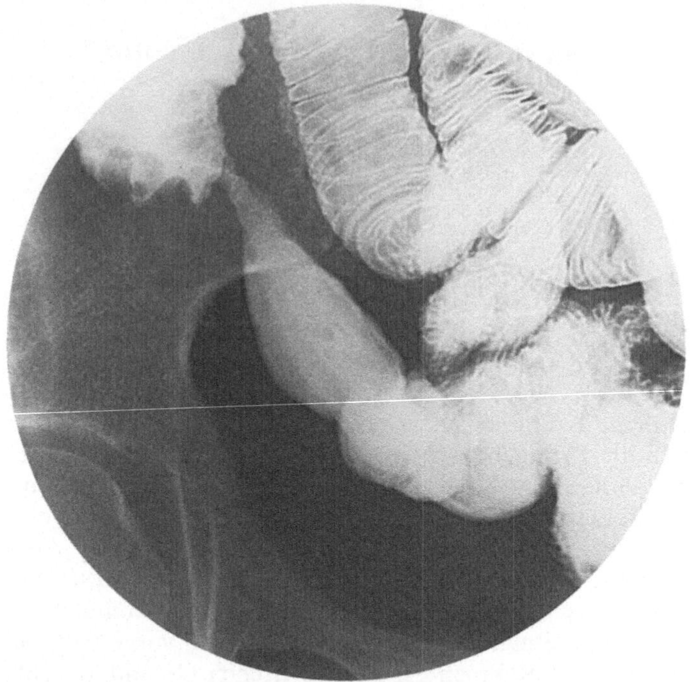

Abb. 1. „Back-wash"-Ileitis bei Colitis ulcerosa. Strukturloses, etwas dilatiertes terminales Ileum. Pseudopolypen im Zökalbereich

Fisteln etc. Die Läsionen sind meist im distalen Ileum am deutlichsten und können sich von hier in das rechte Hemikolon fortsetzen (Abb. 2).

Die klinische Manifestation der *Yersiniose* [4, 5] kann der des akuten M. Crohn sehr ähnlich sein. Die Yersiniose kommt differentialdiagnostisch immer bei jungen Patienten in Betracht, die unter dem Bild einer akuten Appendizitis operiert werden und deren Appendix normal ist. Bei diesen Patienten ist das terminale Ileum gerötet und geschwollen – wie bei der akuten Ileitis terminalis. Der klinische Aspekt läßt einen akuten M. Crohn vermuten. Die Dünndarmuntersuchung zeigt bei der Yersiniose eine fokale Veränderung des terminalen Ileum mit Schleimhautvorwölbungen und flachen Geschwüren (Abb. 3). Fibrosierung und Fistelbildung kommt nicht vor. Der Prozeß ist auf die distalen 15 cm des Ileum begrenzt. Eine deutliche Wandverdickung des terminalen Ileum geht oft mit vergrößerten Lymphknoten einher. Die Darmschleimhaut kann bei der Yersiniose jedoch auch grob granulär erscheinen, was vermutlich auf vergrößerte Lymphfollikel im terminalen Ileum

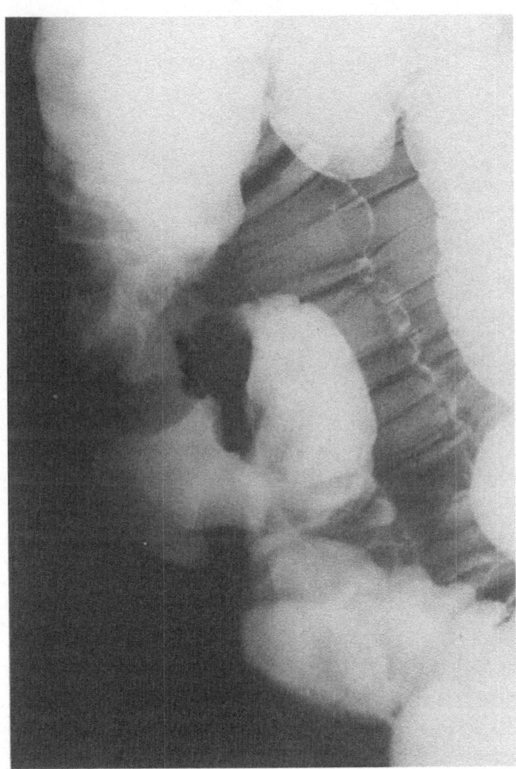

Abb. 2. Intestinale Tuberkulose. Narbige Striktur des terminalen Ileum. Schrumpfung und Deformierung des Zökum

zurückzuführen ist. Nach einigen Wochen bildet sich die Symptomatik fast immer spontan zurück.

Patienten mit *Giardiasis* (Syn.: Lambliasis) können einen protrahierten Krankheitsverlauf mit Bauchschmerzen, Durchfall und Fieber bieten. Die radiologisch nachweisbaren Veränderungen sind auf das Jejunum beschränkt [3]; dabei imponiert eine deutliche Verdickung und Auftreibung der jejunalen Schleimhautfalten. Bei diesen Patienten ist das terminale Ileum immer normal. Im Differentialblutbild von Patienten mit Giardiasis kann eine Eosinophilie bestehen.

Patienten mit *Anisakiasis* (Syn.: Heringswurmkrankheit) zeigen ebenfalls eine Bluteosinophilie. Die Dünndarmläsionen sind gewöhnlich durch eine ringförmige, umschriebene Enge mit zentraler Ulzeration gekennzeichnet [8]. Das terminale Ileum kann beteiligt sein. Auf Befragen bestätigen alle Patienten, rohen Fisch gegessen zu haben; die Fälle kommen gehäuft in Japan und in Holland vor.

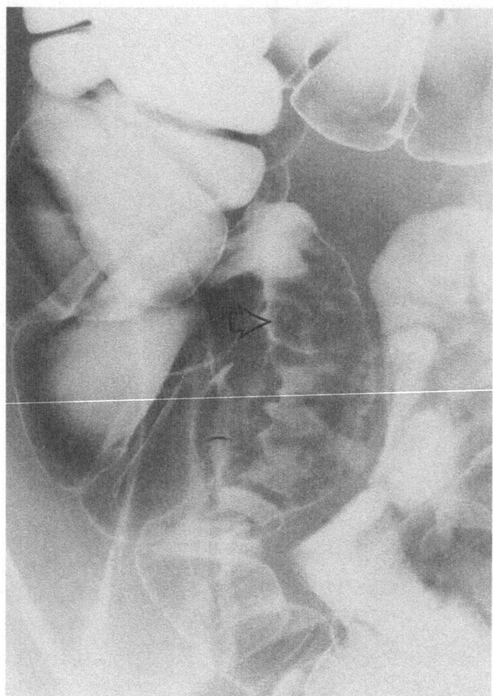

Abb. 3. Yersinia. Grobe Schleimhautfalten mit aphthoidem Ulkus (*Pfeil*)

Der akute *appendizitische Abszeß* kann ebenfalls den M. Crohn nachahmen, wenn eine ausgedehnte Beteiligung des Ileum vorliegt, die an der Verbreiterung der Schleimhautfalten zu erkennen ist [1]. Die Schleimhaut ist jedoch nicht ulzeriert; im Verhältnis zu der meist deutlichen Darmverlagerung sind die nur oberflächlichen Darmwandveränderungen sehr diskret (Abb. 4).

Bei der *erosiven Jejunitis* stehen klinisch Bauchschmerzen und die gastrointestinale Blutung im Vordergrund. Eine umschriebene Schleimhautschwellung geht einher mit kleinen erosiven Defekten auf den jejunalen Faltenkämmen. Der übrige Dünndarm ist normal. Umschriebene polypöse Schleimhautläsionen mit oder ohne Erosionen können als Duodenitis das Krankheitsbild begleiten. Das Zustandsbild wird mit der peptischen Ulkuskrankheit in Verbindung gebracht.

Die *Zöliakie* des Erwachsenenalters ist auf das Jejunum beschränkt, welches mäßig dilatiert ist und verdickte Schleimhautfalten zeigt [6]. Komplikationen der Zöliakie sind umschriebene Strikturen im proximalen Jejunum und im Duodenum. Diese Strikturen sind auf lokalisierte Ulzerationen zurückzuführen, die den Darm tief penetrieren.

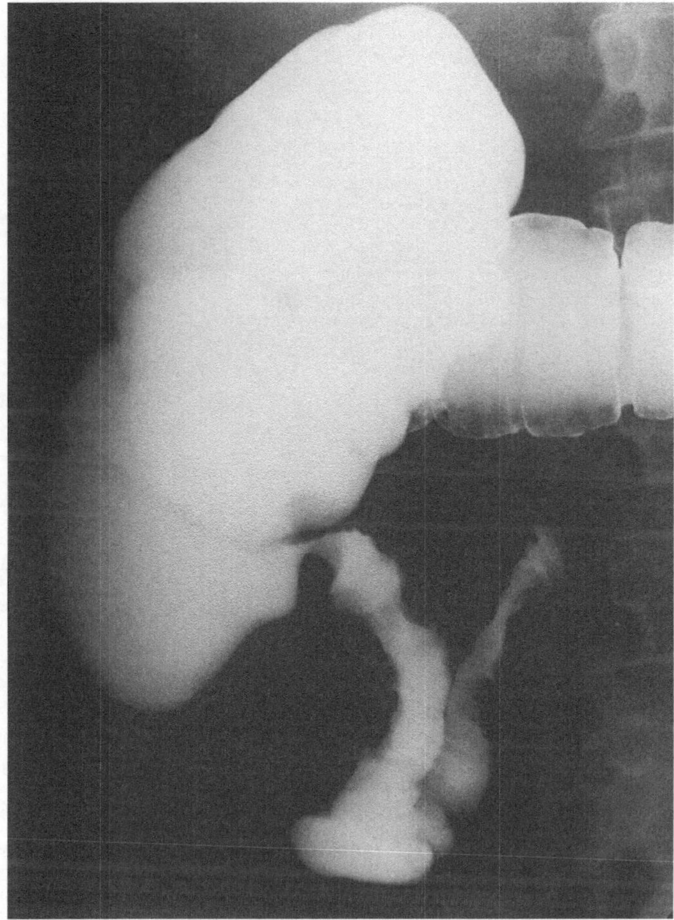

Abb. 4. Perityphlitischer Abszeß. Verbreiterung der Schleimhautfalten. Bogig verlagertes terminales Ileum

Neoplasien wie das *Karzinoid* können ebenfalls den M. Crohn imitieren. Beim Karzinoid kann eine umschriebene Striktur im terminalen Ileum in unmittelbarer Nachbarschaft zur Valvula ileocoecalis bestehen. Eine Verdickung und Distorsion der Schleimhautfalten mehr proximal mit Verlagerung des Darms sind weitere Karzinoidzeichen. Die mesenteriale Retraktion beim Karzinoid bewirkt jedoch, daß diese Verlagerung unverhältnismäßig deutlich ist in bezug auf die kleine transmurale Tumorläsion im terminalen Ileum [2].

Die *radiogene Enteritis* (Abb. 5) wird durch eine Ischämie verursacht, die die Folge von Verschlüssen mukosaler Endarterien ist, die

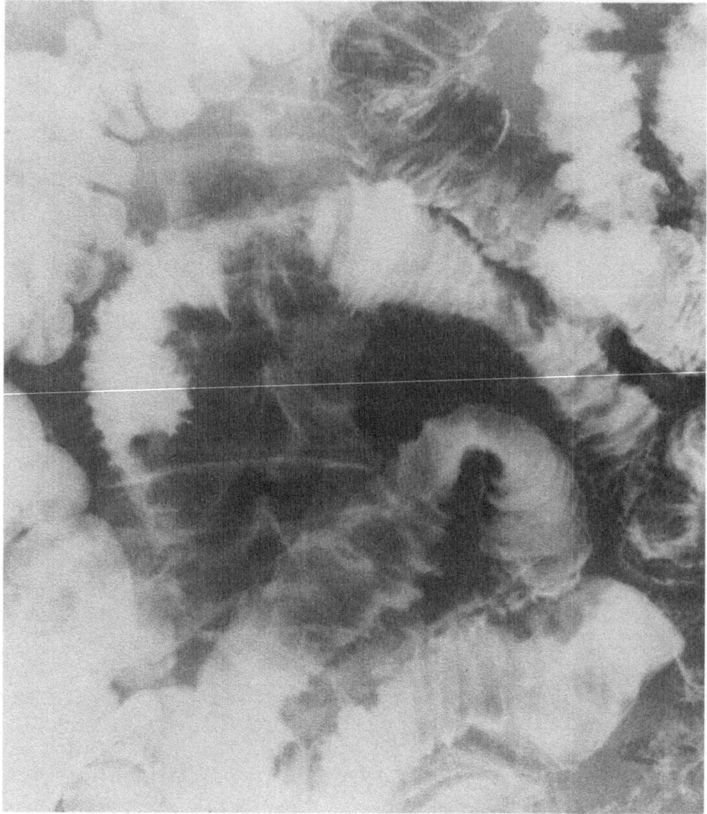

Abb. 5. Radiogene Enteritis. Zustand nach Bestrahlung eines Hodgkin-Lymphoms (45 Gy). Distorsion und Schwellung der Kerckringschen Falten mit segmentalen Stenosen

äußerst strahlensensibel sind. Strahleninduzierte Dünndarmentzündungen können sehr ausgedehnt sein. Es besteht eine deutliche Auftreibung und Verdickung der Kerckringschen Falten. Die bevorzugte Lokalisation der Veränderungen ist jedoch nicht die mesenteriale Darmwand, ein Charakteristikum der Crohnschen Erkrankung. Sehr umschriebene, membranartige Strikturen können aus der radiogenen Enteritis resultieren [10, 12].

Bei der *ischämischen Ileitis* stehen krampfartige Bauchschmerzen und eine Eisenmangelanämie im Vordergrund. Der Dünndarm zeigt multiple Ulzerationen mit Strikturen. Verdickte Schleimhautfalten in betroffenen Dünndarmsegmenten zeigen das submuköse Ödem an. Das Arteriogramm läßt unspezifische Zeichen der Arteriosklerose erkennen, ein Hauptast der A. mesenterica superior ist selten verschlossen.

Wenn die Dünndarmuntersuchung eine isolierte umschriebene Ulzeration zeigt, muß man daran denken, daß dieses Geschwür durch eine Kaliumtablette verursacht sein kann. Diese *unspezifischen Ulzera* sind jedoch mit fast allen Formen der pharmakologischen Therapie in Verbindung gebracht worden [7]. Als charakteristisches Merkmal dieser Ulzerationen gilt, daß der Dünndarm in der Nachbarschaft normal ist. Die Strikturen sind sehr zirkumskript, die Schleimhautfalten sind schmal. Die zentrale Ulzeration ist meist schwierig darzustellen [9].

Die hier dargestellten Dünndarmerkrankungen müssen mehr oder weniger häufig gegenüber der Crohnschen Erkrankung differentialdiagnostisch erwogen werden. Eine sorgfältige Analyse der klinischen Symptome sowie des klinischen Verlaufs mit der detaillierten Analyse der Röntgenbilder erlaubt im individuellen Fall gewöhnlich die korrekte Diagnose.

Literatur

1. Agha FP, Ghahremani GG, Panella JS, Kaufmann MW (1987) Appendicitis as the initial manifestation of Crohn's disease: radiologic features and prognosis. Am J Roentgenol 149:515–518
2. Balthazar EJ (1978) Carcinoid tumors of the alimentary tract. I. Radiographic diagnosis. Gastrointest Radiol 3:47–56
3. Brandon J, Glick SN, Teplick SK (1985) Intestinal giardiasis: importance of serial filming. Am J Roentgenol 144:581–584
4. Ekberg O, Sjöström B, Brahme F (1977) Radiological findings in Yersinia ileitis. Radiology 123:15–19
5. Gardiner R, Smith C (1987) Infective enterocolitides. Radiol Clin North Am 25:67–78
6. Herlinger H, Maglinte DDT (1986) Jejunal fold separation in adult celiac disease: relevance of enteroclysis. Radiology 158:605–611
7. Hyson EA, Burell M, Toffler R (1977) Drug-induced gastrointestinal disease. Gastrointest Radiol 2:183–212
8. Matsui T, Iida M, Murakami M, Kimura Y, Fujishima M, Yao Y, Tsuij M (1985) Intestinal anisakiasis: clinical and radiologic features. Radiology 157:299–302
9. Pringot J, Goncette L, Ponette E, Boverie J, Navez J-P, Anslot P, Mahieu P, Bodart P (1984) Nonstenotic ulcers of the small bowel. RadioGraphics 4:357–376
10. Rogers LF, Goldstein HH (1977) Roentgen manifestations of radiation injury of the gastrointestinal tract. Gastrointest Radiol 2:281–291
11. Thoeni RF, Margulis AR (1979) Gastrointestinal tuberculosis. Semin Roentgenol 14:283–294
12. Yuhasz M, Laufer I, Sutton G, Herlinger H, Caroline DF (1985) Radiography of the small bowel in patients with gynecologic malignancies. Am J Roentgenol 144:303–307

Malabsorption und Funktionsstörungen

G. Antes[1]

Das Thema „Malabsorption und Funktionsstörungen" faßt eigentlich 2 unterschiedliche Entitäten zusammen, die zwar manchmal gemeinsam zusammentreffen, aber oft auch unabhängig voneinander auftreten. Motilitätsstörungen, z. B. die Hyperperistaltik im Rahmen des irritablen Darmsyndroms oder die medikamentös induzierte Hypoperistaltik gehen nicht mit einer Malabsorption einher. Auf der anderen Seite kann ein Malabsorptionssyndrom bestehen, ohne daß eine Motilitätsstörung vorliegt. In dieser Arbeit wird schwerpunktmäßig auf die Dünndarmradiologie beim Malabsorptionssyndrom eingegangen.

Klinische Leitsymptome des Malabsorptionssyndroms sind Gewichtsverlust, Durchfälle und Steatorrhoe. Das Malabsorptionssyndrom ist eine klinische Diagnose und keine radiologische. Es gibt kein typisches radiologisches Malabsorptionsmuster. Die Dünndarmradiologie ist allerdings ein wichtiger Bestandteil bei der Abklärung des Malabsorptionssyndroms. Bei der fraktionierten Dünndarmpassage sollen z. B. eine beschleunigte Passage und das Bild des sog. „Schneegestöbers" Hinweise für eine Malabsorption sein. Es sollen hier nicht die Ursachen und Fehlermöglichkeiten für diese Veränderungen diskutiert werden; Tatsache ist jedoch, daß die fraktionierte Passage mit einer großen Fehlerbreite behaftet ist.

Mit der Enteroklyse kann der Dünndarm selektiv untersucht werden. Morphologische und funktionelle Veränderungen können dabei dargestellt werden.

Im folgenden kann nur ein Teil der Erkrankungen, die mit einer Malabsorption einhergehen, diskutiert werden. Häufige Ursachen wie z. B. der M. Crohn und der Zustand nach Darmresektion sowie die chronische Strahlenenteritis oder Raritäten wie das Naish-Syndrom werden ausgeklammert.

[1] Stadtkrankenhaus, Abteilung für Radiologie, Robert-Weixler-Straße 50, D-8960 Kempten

Untersuchungstechnik: Die Kenntnis der Untersuchungstechnik der Enteroklyse mit Barium und Methylzellulose ist wichtig für die spätere Interpretation. Es ist ein standardisiertes Vorgehen, von dem nur in speziellen Situationen abgewichen werden sollte [1]. Die Untersuchung besteht aus 2 Phasen: der Bariumphase und der Methylzellulosephase.

In der initialen Bariumphase werden 300 ml verdünntes Barium mit einer Einlaufgeschwindigkeit von 75 ml/min gegeben. Die Bariumphase dient vorwiegend zur Erfassung von Motilitätsstörungen. Unmittelbar im Anschluß daran erfolgt die Infusion einer 0,5 %igen wäßrigen Methylzelluloselösung mit der gleichen Flußrate. In dieser MZ-Phase können morphologische Veränderungen besser dargestellt werden (Abb. 1 a, b).

Natürlicherweise wird der Bariumbeschlag durch die Methylzellulose im Laufe der Untersuchung abgewaschen und zwar zunächst im Jejunum. Durch zusätzliche Gabe von Barium und Fortsetzung der MZ-Infusion läßt sich unter Normalbedingungen ein guter Wandbeschlag wieder herstellen. Ist die Schleimhaut jedoch irgendwie gestört, z. B. durch eine Entzündung oder ein Ödem, oder ist das Darmmilieu durch andere Faktoren verändert, dann wird in der Methylzellulosephase ein frühzeitiges Ausflocken und ein schlechter Wandbeschlag beobachtet. Dieser kann durch zusätzliche und wiederholte Gabe von Barium und Methylzellulose nicht verbessert werden. Daneben findet man meist verdickte Kerkringsche Falten und Darmwände sowie eine nicht propulsive Hyperperistaltik. Man kann dieses Zeichen als *unspezifischen Reiz- und Entzündungszustand* werten. Vor einer Überinterpretation sollte man sich allerdings hüten. Die Diagnose einer Malabsorption kann jedoch durch dieses Phänomen nicht gestellt werden.

Als Beispiel für einen solch unspezifischen Reiz- und Entzündungszustand sei der bakterielle Überwuchs auf dem Boden einer ausgeprägten Dünndarmdivertikulose erwähnt. Dieses Krankheitsbild kann zur Malabsorption führen (Abb. 2).

Die Erwachsenenform der Sprue stellt ein wichtiges Krankheitsbild im Rahmen des Malabsorptionssyndroms dar. Diese Erkrankung ist nicht so selten, wie sie manchmal angenommen wird. Die Zöliakie, wie sie auch genannt wird, ist in den meisten Fällen bedingt durch eine Überempfindlichkeit gegenüber Gluten. Die Zöliakie kann sich erst im Erwachsenenalter manifestieren und wird daher nicht selten verkannt.

→

Abb. 1. a Bariumphase mit normaler Peristaltik. Das Jejunum ist weitgehend gefüllt, etwa ⅓ der dargestellten Schlingen ist kontrahiert. **b** Doppelkontrastdarstellung des Dünndarms in der Methylzellulosephase. Guter Schleimhautbeschlag, der 20–40 min anhält

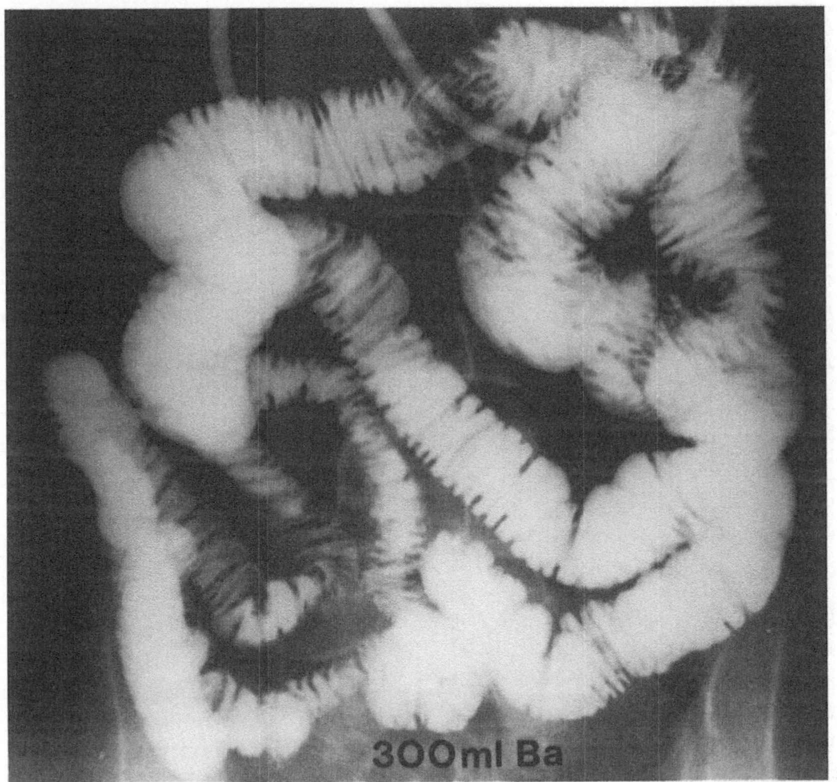

a

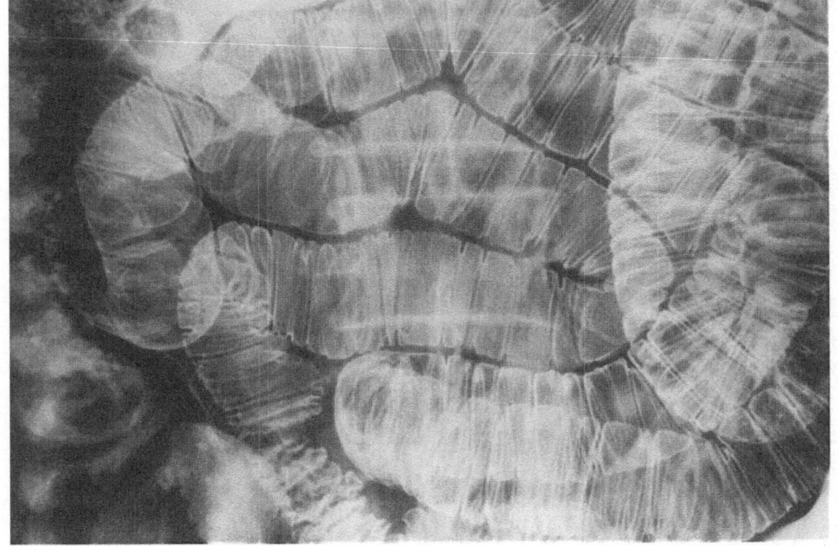
b

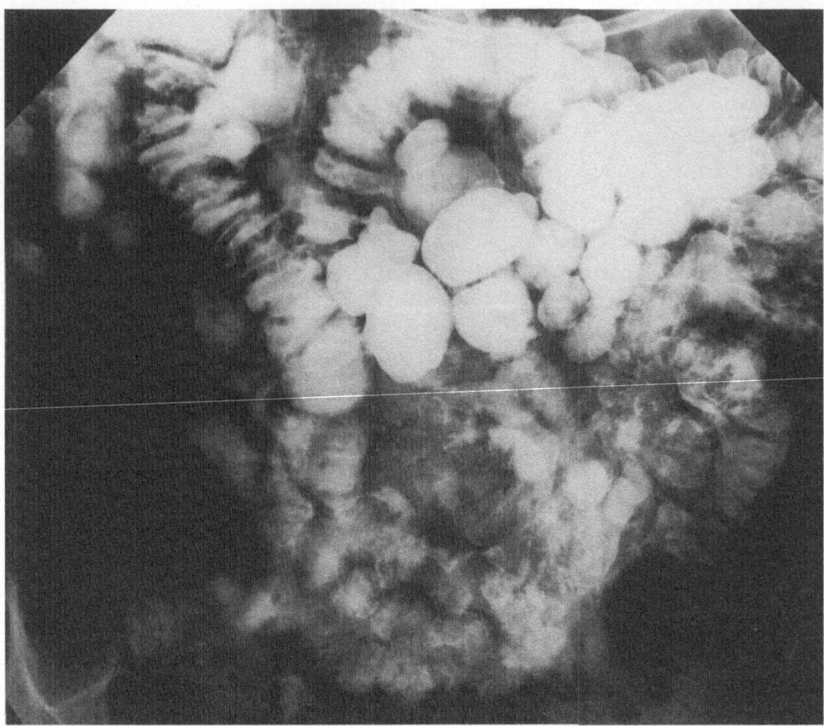

Abb. 2. Enteritis durch bakteriellen Überwuchs bei Dünndarmdivertikulose. Unspezifischer Reiz- und Entzündungszustand, Pendelperistaltik. Patient mit chronischem Durchfall und Malabsorption

In den meisten Fällen hat die Sprue ein relativ typisches Erscheinungsbild im Röntgenbild, das die pathologisch-makroskopischen Veränderungen abbildet. Zusätzlich können noch Motilitätsveränderungen festgestellt werden.

Bei der Enteroklyse zeigt ein normaler Darm in der Bariumphase reichlich Falten im Jejunum, die nach distal an Zahl abnehmen. Nach 300 ml Barium und einer Einlaufgeschwindigkeit von 75 ml/min sind die Jejunumschlingen gefüllt und etwa ⅓ der dargestellten Schlingen zeigen Kontraktionen.

Bei der Sprue findet sich im Duodenum und Jejunum ein deutlicher Faltenverlust. Das Darmlumen ist mehr oder weniger dilatiert und es zeigen sich nur wenige Kontraktionen. Es liegt somit eine regionale Hypoperistaltik vor. Durch die Darmdilatation, den Faltenverlust und die regionale Hypoperistaltik entsteht ein kolonähnliches Bild. Man

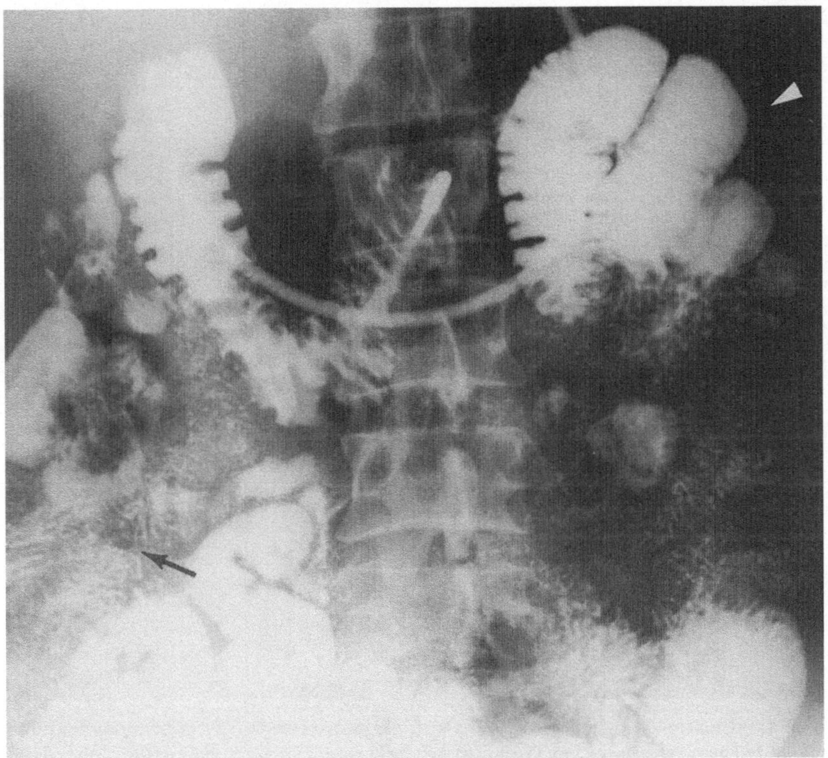

Abb. 3. Zöliakie. Beginnende „Kolonisierung" im Duodenum und proximalen Jejunum mit lokaler Hypoperistaltik (▸). „Jejunisierung" des Ileums (→). Herabgesetzter Wandbeschlag bei Patientin mit aktiver Sprue

nennt diesen Vorgang auch die „Kolonisierung" des Jejunums. Es ist dies ein Ausdruck der Schädigung der Mukosa und der tieferen Wandschichten durch den Einfluß des Glutens auf den proximalen Dünndarm (Abb. 3 und 4).

Im Ileum kommt es zu einer Faltenvermehrung mit einer regionalen Hyperperistaltik. Das Ileum nimmt folglich die Form eines Jejunums an. Man nennt dieses Phänomen auch die „Jejunisierung" des Ileums. Man kann diesen Vorgang als Kompensation für den Oberflächenverlust im Jejunum ansehen. Im Jejunum beträgt die normale Faltenzahl 3–7 in einem Segment von 2,5 cm Länge; im Durchschnitt 4,88/2,5 cm. Im Ileum sind gewöhnlich 2–4 Falten/2,5 cm; im Durchschnitt 3,15/2,5 cm. Bei der Sprue ist die durchschnittliche Faltenzahl im proximalen Jejunum auf 2,88/2,5 cm (0–5 Falten) reduziert. Im Ileum findet man eine Faltenvermehrung im Durchschnitt auf 4,76/2,5 cm (4–6 Falten). Das

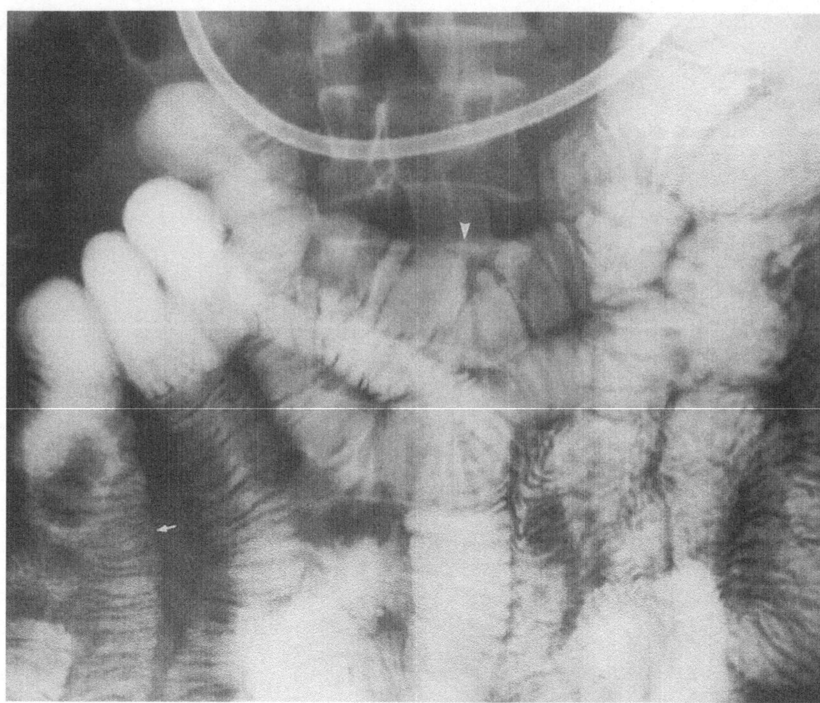

Abb. 4. Zöliakie. „Kolonisierung" (▸) und „Jejunisierung" (→). Normaler Wandbeschlag bei asymptomatischer Patientin mit bekannter Sprue in Remission unter Diät. Kontrolluntersuchung zum Ausschluß eines Tumors

Vorliegen von 5 oder mehr Falten im Jejunum und/oder 3 oder weniger Falten im Ileum spricht gegen die Diagnose einer Zöliakie [2].

Wenn der Patient symptomatisch ist, finden sich neben diesen morphologischen Veränderungen auch noch die Zeichen eines unspezifischen Reiz- und Entzündungszustandes mit herabgesetztem Wandbeschlag. Bei Kontrolluntersuchungen unter Diät bilden sich die morphologischen und die damit verbundenen funktionellen Veränderungen häufig nicht mehr vollständig zurück. Kontrolluntersuchungen sind jedoch angezeigt, da gastrointestinale Lymphome sich auf dem Boden einer Sprue entwickeln können.

Die wohl häufigste Ursache einer Malabsorption leichten Grades ist die Milchintoleranz. Meist ist die Diagnose aus der Anamnese zu stellen. Deshalb werden selten Patienten mit Laktoseintoleranz zur Dünndarmuntersuchung kommen. In aller Regel werden solche Patienten auch eine normale radiologische Dünndarmuntersuchung zeigen, da die Laktoseintoleranz keine makroskopischen Veränderungen verursacht. Die Beschwerden der Patienten treten auch nur auf, wenn Milchzucker in Kontakt mit der Schleimhautoberfläche steht. Einen solchen Provokationstest anläßlich einer Enteroklyse führen wir nicht durch.

In einem seltenen Fall eines ausgeprägten Disaccharidasemangels haben wir eine Hyperperistaltik im Jejunum und einen herabgesetzten Wandbeschlag beobachten können. Im allgemeinen wird jedoch bei der Laktoseintoleranz ein normaler Dünndarm beobachtet.

Die chronische Pankreatitis ist eine andere häufige Ursache für das Malabsorptionssyndrom. Die eingeschränkte Resorption von Fett, Eiweiß und Kohlenhydraten führt zu einem gestörten intestinalen Milieu mit vermehrter Flüssigkeit im Darm. Ödematöse Falten sind Ausdruck eines Eiweißmangels. Bei ausgeprägter chronischer Pankreasinsuffizienz kann man die morphologischen Veränderungen, wie Verdickungen der Darmwände und der Falten durch Ödem beobachten. Außerdem einen herabgesetzten Wandbeschlag aufgrund der ödematösen und irritierten Schleimhaut und der vermehrten Flüssigkeit im Darm. Nicht selten findet sich bei solchen Patienten auch ein Diabetes mellitus, eine Polyneuropathie und ein Alkoholabusus. Eine Motilitätsstörung im Sinne einer nicht propulsiven Hyperperistaltik kann beobachtet werden. Diese Art der Motilitätsstörung ist allerdings schwierig zu objektivieren. Sie ist am besten unter Durchleuchtung zu erkennen, allerdings können segmentale Darmkontraktionen auf dem Röntgenbild als Hinweis für diese nicht propulsive Hyperperistaltik gewertet werden. Die Diagnose einer Malabsorption darf allerdings aus der Röntgenuntersuchung allein nicht gestellt werden. Sie ist lediglich ein Baustein im Rahmen der gesamten Diagnostik.

Der M. Whipple ist eine sehr seltene Erkrankung, obwohl ihn fast jeder Medizinstudent kennt. Die Erkrankung betrifft hauptsächlich Männer im mittleren Lebensalter. Die klinischen Symptome sind chronischer Durchfall, Abdominalbeschwerden, Malabsorption, Gelenkschmerzen und Allgemeinbeschwerden. Eine bakterielle Infektion wird als Ursache diskutiert. In den sog. Lipogranulomen in der Dünndarmschleimhaut finden sich bakterienartige Strukturen. Beim Dünndarmeinlauf können morphologische und funktionelle Veränderungen festgestellt werden.

Die entzündlichen Schleimhaut- und Wandinfiltrationen führen zu flachen Knötchen, verdickten Falten und knotigen Wandinfiltrationen. Vergrößerte mesenteriale Lymphknoten können den Darm verlagern oder komprimieren. Im floriden Krankheitsstadium findet sich zusätzlich noch das Zeichen eines unspezifischen Reiz- oder Entzündungszustandes mit Hyperperistaltik (Abb. 5). Unter Therapie und in Remission bilden sich diese Veränderungen weitgehend zurück.

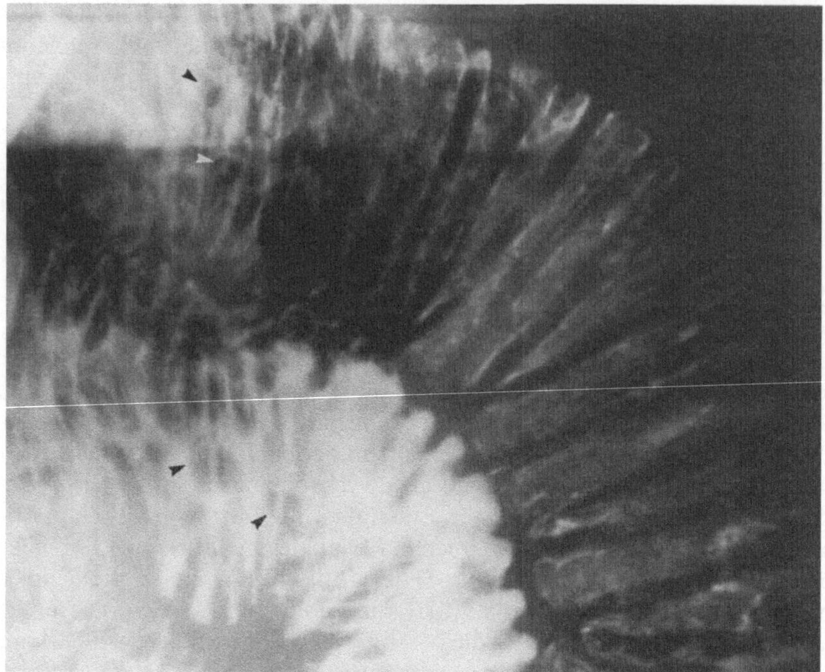

Abb. 5. M.Whipple. Detailaufnahme der Methylzellulosephase vor Behandlung zeigt unspezifischen Reiz- und Entzündungszustand, Faltenverdickungen und knotige Mukosainfiltrate (►)

Die eosinophile Gastroenteritis ist ebenfalls ein seltenes Krankheitsbild, das mit einer Malabsorption einhergehen kann. Die Erkrankung ist histologisch durch ausgeprägte eosinophile Zellinfiltrationen in allen Wandschichten charakterisiert. Meist besteht auch eine erhebliche Bluteosinophilie. Die Ursache der Erkrankung ist unbekannt; diskutiert wird vor allem eine Lebensmittelallergie. Radiologisch finden sich unregelmäßig verdickte und verformte Falten, die auch zur Einengung des Lumens führen können. Bei Infiltrationen und Schädigung der Muskelschichten kommt es zu lokalen Dilatationen und Wandverdickungen. Differentialdiagnostisch können ein malignes Lymphom, ein M. Crohn oder eine unspezifische Entzündung (z. B. Yersiniose) ähnliche radiologische Bilder zeigen. Eine spezifische Diagnose kann also aus dem Röntgenbild nicht gestellt werden. Die Enteroklyse dient zur Erfassung des Ausmaßes der Erkrankung, zur Einengung der Differentialdiagnose und als Basis für Kontrolluntersuchungen.

Eine chronische Enteritis durch Virus- oder Bakterienbefall kann ebenfalls zu einem Malabsorptionssyndrom führen. Auch hier wird man

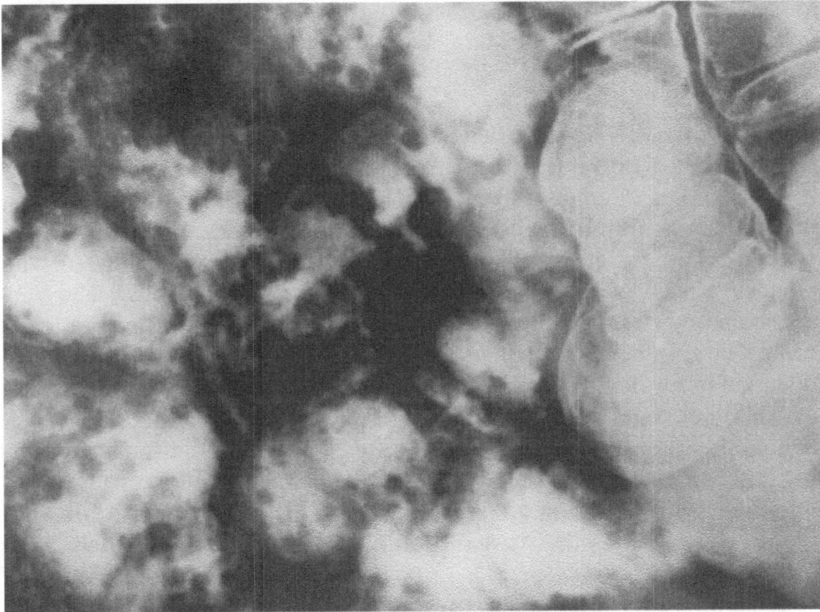

Abb. 6. Primäres gastrointestinales Non-Hodgkin-Lymphom. Multiple noduläre Tumorinfiltrate. Unspezifischer Reizzustand mit schlechtem Wandbeschlag mit Hypermotilität im befallenen Darmabschnitt

nur unspezifische Veränderungen wie Hypermotilität und einen unspezifischen Reiz- und Entzündungszustand finden.

Eine Störung der Verdauungs- und Resorptionsfunktion kann auch eintreten durch Lymphabflußstörung. Der obenerwähnte M. Whipple war eine dieser Erkrankungen. Eine weitere ist die intestinale Lymphangiektasie. Sie ist ebenfalls ein seltenes Krankheitsbild und meist liegt eine angeborene Malformation der intestinalen Lymphgefäße vor.

Die Patienten leiden unter Eiweißverlust in den Darm, der zur Hypoproteinämie führt. Die Kerkringschen Falten sind verdickt und nodulär. Der Schleimhautbeschlag ist deutlich herabgesetzt und der Darm hypermotil. Auch hier kann eine spezifische Diagnose aus dem Röntgenbild nicht gestellt werden. Bei entsprechenden Veränderungen sollte allerdings in der Differentialdiagnose die Möglichkeit einer intestinalen Lymphangiektasie erwähnt werden.

Ein diffuser Darmbefall durch ein intestinales Lymphom kann sich ebenfalls als Malabsorptionssyndrom zu erkennen geben. Histologisch findet sich beim primären Darmlymphom meist ein ‚high grade Non-

Hodgkin-Lymphom'. Charakteristisch ist ein weitgehender Befall des Dick- und Dünndarms mit klein- bis mittelknotigen Lymphominfiltraten (Abb. 6).

Zusammenfassung: Abschließend sei gesagt, daß die Enteroklyse oft ein unverzichtbarer Bestandteil bei der Diagnostik des Malabsorptionssyndroms ist. Dies gilt vor allem bei M. Crohn, Darmresektionen, beim intestinalen Lymphom, bei der chronischen Strahlenenteritis und auch bei der Zöliakie, bei denen mit hoher Treffsicherheit eine spezifische Diagnose gestellt werden kann, da meist typische morphologische Veränderungen vorhanden sind. Andere Ursachen des Malabsorptionssyndroms, wie z. B. bei der chronischen Pankreasinsuffizienz, bei der bakteriellen oder viralen Enteritis, beim M. Whipple, bei der intestinalen Lymphangiektasie, bei der eosinophilen Gastroenteritis und bei vielen anderen Erkrankungen und Funktionszuständen findet sich ein eher unspezifisches Röntgenbild, das allerdings hilfreich sein kann zur Erstellung einer Differentialdiagnose, zur Erfassung des Ausmaßes der Erkrankung und das als Ausgangspunkt für Kontrolluntersuchungen dient.

Es ist allerdings unabdingbar, daß sich der Radiologe auch mit dem interessanten Gebiet der Dünndarmerkrankungen auseinandersetzt, damit er seine Untersuchungen so interpretieren kann, daß sie für den Kliniker auch von Nutzen ist.

Diskussion

Frage: Soll man beim Dünndarmileus das Enteroklysma durchführen oder ist eine Gastrografinpassage vorzuziehen?

Antwort: Ist ein Verschluß oder eine hochgradige Stenose im Kolon ausgeschlossen, so darf die Dünndarmenteroklyse beim Ileus durchgeführt werden. Im Dünndarm dickt das Kontrastmittel nicht ein. Gerade beim Ileus wird das Gastrografin stark verdünnt, so daß man in den meisten Fällen die Stenose nicht mehr erkennen kann. Wir verwenden Gastrografin nur noch postoperativ zur Anregung der Darmperistaltik.

Zusatzbemerkung: Die intermittierende Obstruktion ist eine der häufigsten Indikationen zum Enteroklysma. Durch die Erweiterung des Dünndarmlumens können wir die Diagnose zu einem Zeitpunkt stellen, zu dem der Patient völlig asymptomatisch ist. Kleine Adhäsionsbänder, die den Darm lokal einengen, können im Enteroklysma gezeigt werden. Besonderen Wert hat die Enteroklyse für Patienten, die wegen maligner Abdominalerkrankungen eine Laparotomie hinter sich haben. Hier kann die Röntgenuntersuchung unterscheiden zwischen Adhäsionen, Metastasen, Tumorrezidiv und Bestrahlungsfolgen.

Literatur

1. Antes G, Eggemann F (1986) Dünndarmradiologie – Einführung und Atlas. Springer, Berlin Heidelberg New York Tokyo
2. Herlinger H, Maglinte DDT (1986) Jejunal fold separation in adult celiac disease: Relevance of enteroclysis. Radiology 158:604–611
3. Sellink JL (1976) Radiological atlas of common diseases of the small bowel. Stenvert Kroese, Leiden

Primäre und sekundäre Dünndarmtumoren

W. Rödl [1]

Inzidenz: Der Anteil der Dünndarmtumoren an den Tumoren des Gastrointestinaltraktes ist insgesamt gering. Die Angaben in der Literatur schwanken von 0,1–6 % [1, 2, 4–7].

In Operationsstatistiken liegt ihr Anteil bei 0,7 %. Davon sind ⅔ maligne [2].

Im Sektionsgut dagegen machen sie bis zu 20 % der gastrointestinalen Tumoren aus. Nur ⅓ sind maligne, da zwischen symptomatischen und asymptomatischen Tumoren nicht selektiert wird [9]. Im radiologischen Krankengut beträgt ihr Anteil 1,5–6 % [5], in unserem Krankengut 4 %, wobei der Anteil der malignen Tumoren eindeutig überwog [8].

Bei den *Indikationen zum Dünndarmdoppelkontrast (DDK)* freilich nehmen die Tumoren einen größeren Raum ein. Die „Tumorsuche" betrug in unserem Krankengut ¼ der Anforderungen, bei Einbeziehung der Indikationen wegen unklarer gastrointestinaler Blutung sogar ⅓.

Klinik: Werden Dünndarmtumoren symptomatisch, können sie Ursache einer Anämie sein, wenn sie okkult bluten. Sie imponieren als manifeste gastrointestinale Blutung, gehen mit Koliken im linken Oberbauch oder galligem Erbrechen einher, wenn Adenokarzinome des Jejunum invaginieren oder zur Obstruktion führen.

Hinter *benignen Tumoren* können sich Leiomyome, Adenome, Lipome, Haemangiome verstecken, wobei die Leiomyome zahlenmäßig an der Spitze stehen.

Hinter *malignen Dünndarmtumoren* verbergen sich Adenokarzinome, maligne Lymphome, Leiomyosarkome und Karzinoide. Die Karzinoide sind am häufigsten, gefolgt von den Adenokarzinomen.

Aufgabe des Radiologen ist es, symptomatische Tumoren zu lokalisieren und möglichst viele der asymptomatischen Tumoren so rechtzeitig aufzudecken, daß sie einer kurativen Therapie zugeführt werden können.

[1] Röntgenabteilung im Zentrum Innere Medizin der Universität Erlangen-Nürnberg, Krankenhausstraße 12, D-8520 Erlangen

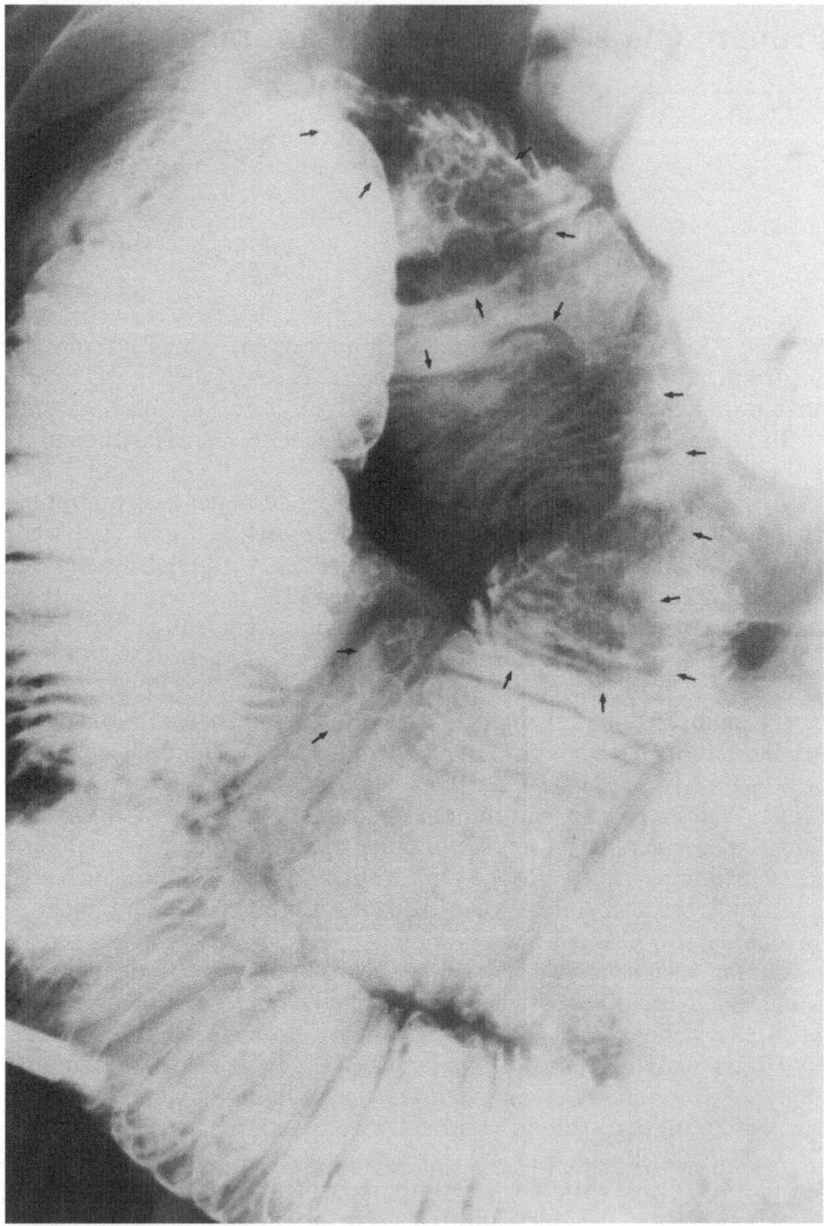

Abb. 1. DDK: Knotige Füllungsdefekte im oberen Jejunum. Histologisch: Peutz-Jeghers-Polypen

Ich will im folgenden die Röntgenmorphologie der Dünndarmtumoren im DDK und in der Mesenterikographie darstellen.

Als allgemeine *Tumorzeichen im DDK* gelten [9]:
1. Knotige Füllungsdefekte
2. Zerstörung des Schleimhautfaltenreliefs
3. Stenosen
4. Mesenteriale Infiltration

Das Substrat dieser Tumorzeichen ist vielfältig:
1. *Knotige Füllungsdefekte* können solitär, mit zentraler Ulzeration und disseminiert kleinknotig auftreten.
a) Hinter *solitären Füllungsdefekten* können sich Polypen (Abb. 1), ein frühes Karzinoid, Lymphome oder auch Metastasen verbergen.
b) Solitäre *Füllungsdefekte mit zentraler Ulzeration* können histologisch Leiomyomen, Lymphomen, Neurinomen oder Melanommetastasen entsprechen. Bei multiplem Auftreten wird man in erster Linie an Lymphome oder an Melanommetastasen denken (Abb. 2)

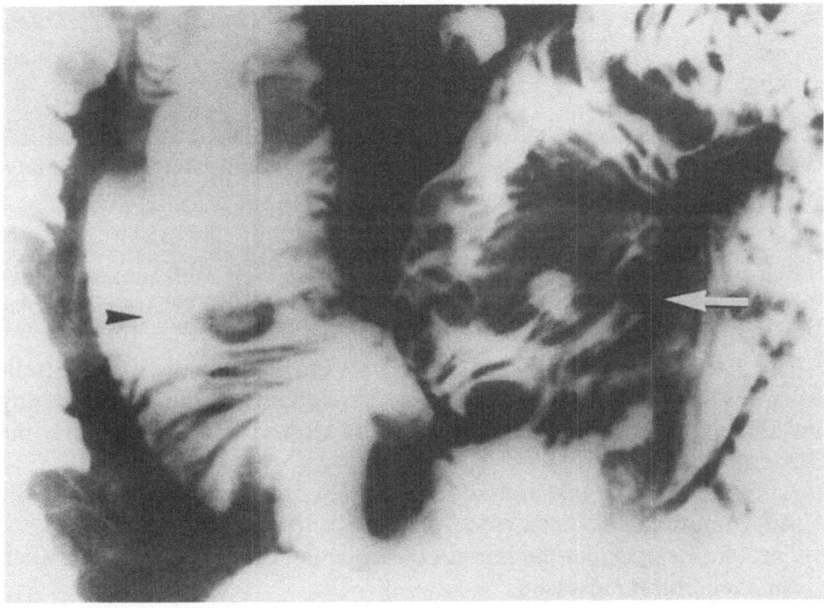

Abb. 2. DDK: Multisegmentale Stenosen, Füllungsdefekte mit zentralen Ulzerationen: Non Hodgkin Lymphom (NHL) vom Burkitt-Typ

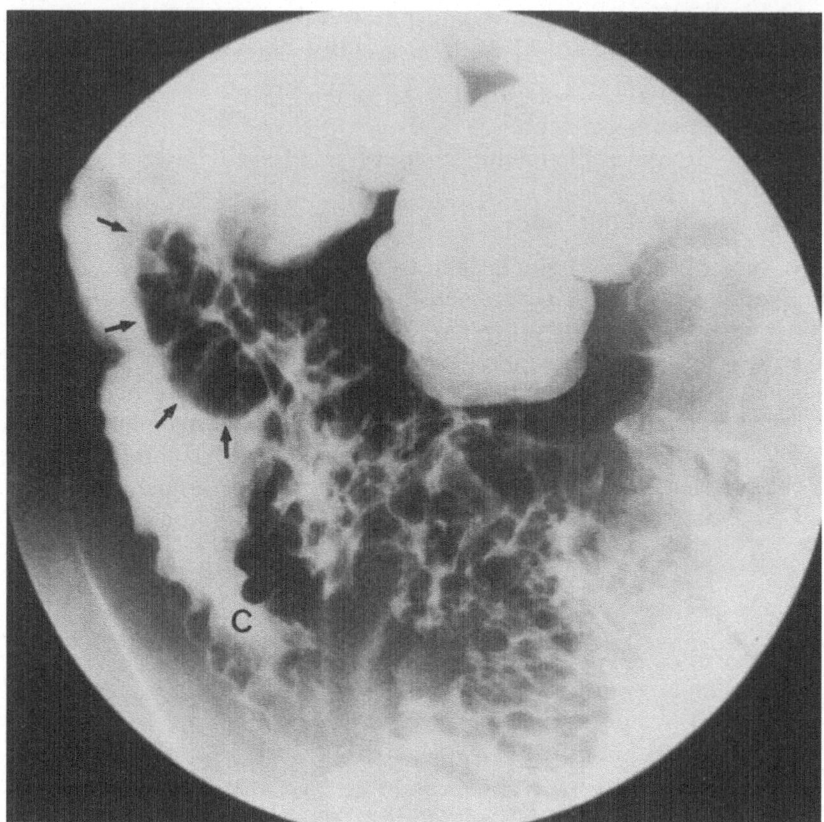

Abb. 3. MDP: Kleinknotige Füllungsdefekte im terminalen Ileum, NHL-Manifestation. Ileozökalklappe geschwollen (*Pfeile*). *C* Zökum

c) Bei *disseminierten kleinknotigen Füllungsdefekten* muß man an Polyposen, an ein Lymphom, aber auch an die lymphfollikuläre Hyperplasie denken (Abb. 3).

2. Zur *Zerstörung des Schleimhautfaltenreliefs* gehören die lokale Streckung der Schleimhautfalten, die lokale Invagination, die Vergröberung des Schleimhautfaltenreliefs, die glatte faltenlose Schleimhaut und die Ulzeration.

a) *Lokal gestreckte Schleimhautfalten* finden sich, bei flachen submukösen Tumoren, z. B. bei Leiomyomen.

b) Zur *lokalen Invagination* kommt es bei benignen Tumoren, öfters auch bei Melanommetastasen.

c) Der *Vergröberung des Schleimhautfaltenreliefs* kommt besondere Bedeutung zu. Wir finden sie beim disseminierten Lymphom (Abb. 4).

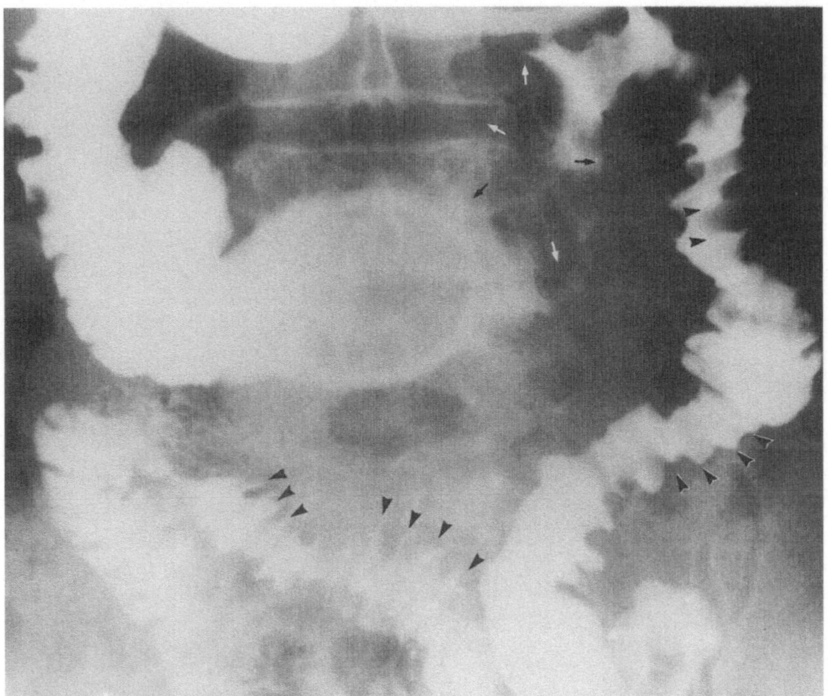

Abb. 4. DDK: Stenose in der Pars ascendens duodeni, nicht passierbar für die Sonde. Massive Schleimhautverbreiterung im Duodenum und Jejunum. Histologisch NHL

Sie ist röntgenmorphologisch von den verbreiterten Falten beim M. Crohn, bei der unspezifischen Entzündung und bei Speicherkrankheiten (z. B. der Amyloidose) oder von den verschiedenen Formen des Schleimhautödems schlecht oder nicht abzugrenzen.

d) Die *glatte faltenlose Schleimhaut* kommt beim Lymphom vor. Differentialdiagnostisch kommen in Frage: M. Crohn in Remission, Ischämie mit Wandfibrose, Speicherkrankheit und Laxantienabusus im terminalen Ileum.

e) *Hinter Ulzerationen* können sich nekrotisch zerfallende Lymphome und Karzinomkrater verbergen (Abb. 5).

3. *Tumorstenosen* können durch Adenokarzinome oder Lymphome verursacht sein. Multiple Dünndarmstenosen sind immer suspekt auf ein Lymphom bzw. ein Lymphosarkom. Sie sind z. B. von Crohnstenosen makroskopisch nicht sicher zu unterscheiden.

4. *Extraintestinales Tumorwachstum mit mesenterialer Infiltration* führt zur Pelottierung, Verlagerung, Distanzierung und Kompression von Schlingen. Wir finden sie bei Lymphomen, beim Karzinoid, bei Mela-

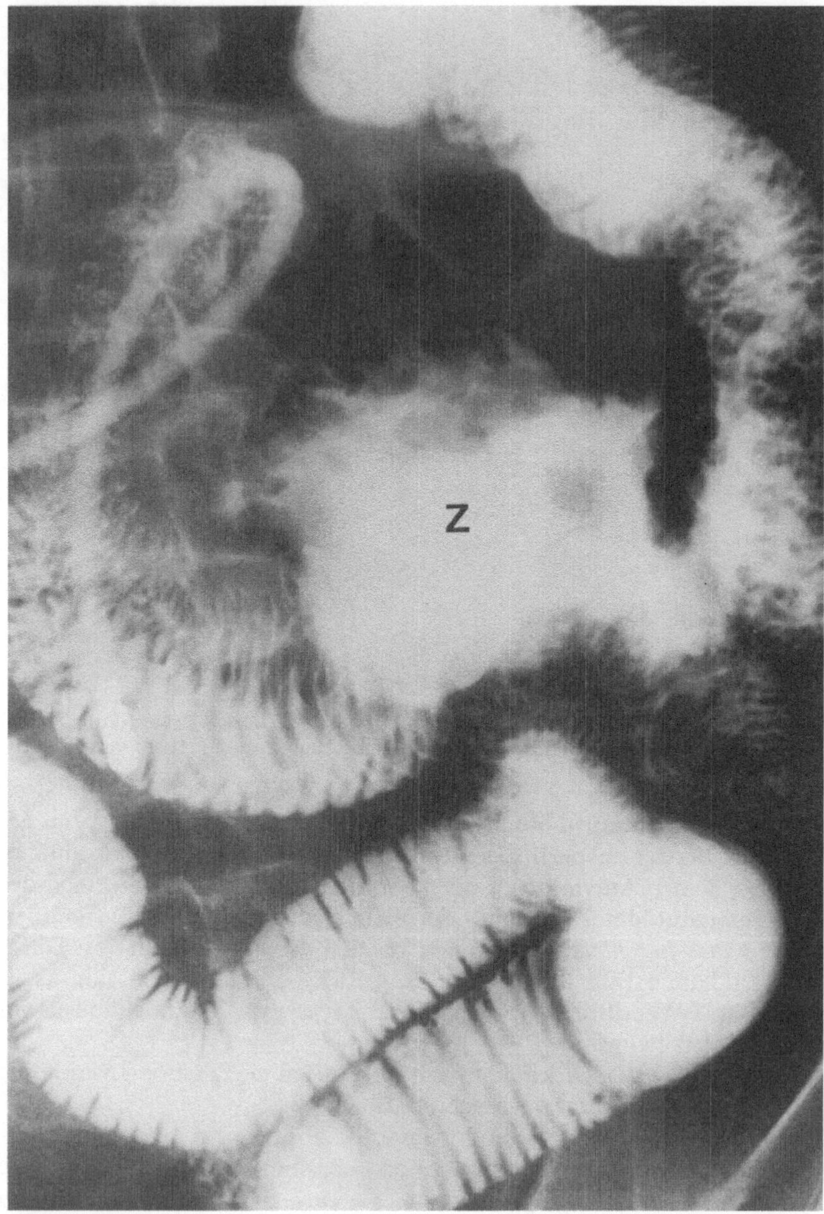

Abb. 5. DDK: Große Zerfallshöhle (*Z*) der ersten Jejunumschlinge. Histologisch Adenokarzinom

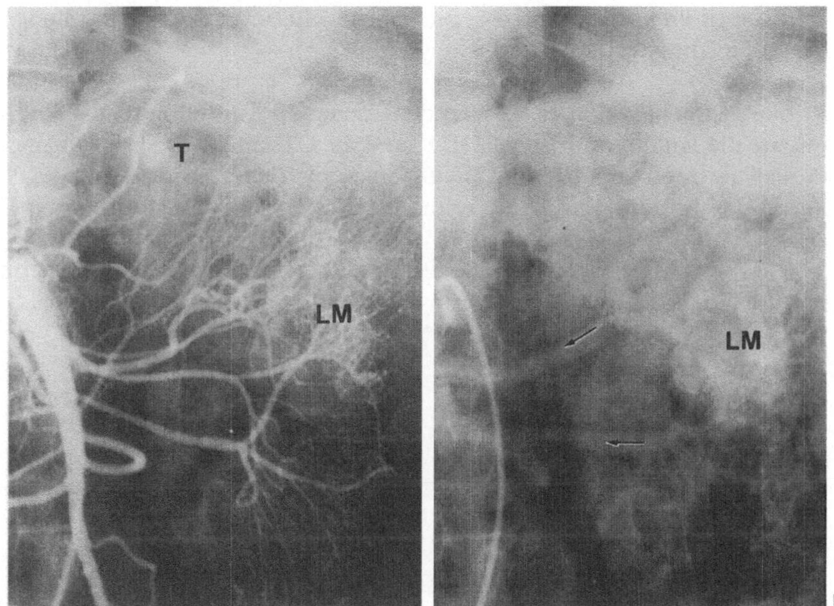

Abb. 6a, b. Teleangiektasie (*T*) und Leiomyom (*LM*) in der selektiven Mesentericographie. **a** In der früharteriellen Phase umschriebene Teleangiektasie (*T*) in der obersten Jejunalschlinge und Leiomyom (*LM*) im oberen Jejunum. **b** In der venösen Phase early draining vein aus dem Leiomyom (*LM*)

nommetastasen und bei der Peritonealkarzinose. Differentialdiagnostisch kommt in erster Linie der M. Crohn in Frage. Die mesenteriale Tumormanifestation kann sehr gut mit der Computertomographie erfaßt und in ihrem Ausmaß dargestellt werden.

Zu den *vaskularisierten Dünndarmtumoren* gehören die Haemangiome und die Angiodysplasien, die Leiomyome bzw. Leiomyosarkome, das fortgeschrittene Karzinoid und das seltene Neurinom.

Diese Tumoren werden in der Regel mit der Angiographie allein oder zumindest besser aufgedeckt als mit dem DDK. Dennoch führen auch andere Tumoren zu Veränderungen des Gefäßsystems.

Allgemeine Tumorzeichen in der Mesenterikographie sind [10]:

1. Gefäßneubildungen (Korkenzieherarterien).
2. Vermehrte Kontrastierung des Tumors.
3. Kontur- und Kaliberunregelmäßigkeiten der Gefäße.
4. Verlagerung, Stenosierung und Verschluß von Gefäßen.
5. Infiltration benachbarter Strukturen.
6. Weitstellung zuführender Arterien mit früher oder verstärkter venöser Drainage (early draining vein) (Abb. 6).

Im radiologischen Alltag ergänzen sich DDK und Angiographie in der Tumordiagnostik.

Zusammenfassend läßt sich folgendes feststellen: Radiologische Verfahren wie die Angiographie, der DDK und die CT sind heute Relevanzmethoden in der bildgebenden Diagnostik von Dünndarmtumoren. Die aufgezeigten radiologischen Tumorzeichen sind jedoch nicht tumorspezifisch.

Im Zweifelsfall ist bei radiologisch nachgewiesener Dünndarmläsion der histologische Tumorausschluß bzw. die Tumorsicherung durch Laparotomie einzuleiten.

Literatur

1. Baer U, Bauknecht KJ, Konradt J (1981) Primäre Dünndarmtumoren. Münch Med Wochenschr 123:1297–1301
2. Böttger Th, Schröder D, Ungeheuer E (1986) Zeitbomben: Primäre Dünndarmtumoren. Diagnostik 19:20–24
3. Carlson HC, Good CA (1973) Neoplasms of the small bowel. In: Margulis HR, Burhenne HJ (eds) Alimentary tract roentgenology, Vol II. Mosby, Saint Louis
4. Encke A, Hossfeld DK (1985) Bösartige Tumoren des Dünndarms. Dtsch Ärztebl 48:3601–3604
5. Good A (1963) Tumors of the small intestine. Am J Roentgenol 89:685–705
6. Kümmerle F, Grönninger J (1984) Dünndarmtumoren. In: Demling L (Hrsg) Klinische Gastroenterologie. Bd I, 2. Thieme, Stuttgart, S 655–667
7. März E, Becker H (1967) Zur Klinik der Dünndarmtumoren. Fortschr der Medizin 21:919–923
8. Rödl W et al. (1986) Die Wertigkeit des Dünndarm-Doppelkontrasteinlaufes im klinischen Einsatz. Radiologe 26:55–65
9. Sellink JL, Miller RE (1982) Radiology of the small bowel. Modern enteroclysis, technique and atlas. Martinus Nijhoff, Den Haag
10. Wenz W (1973) Angiographie der Dünndarmerkrankungen. In: Frommhold W, Gerhard P (Hrsg) Klinisch-radiologisches Seminar, Bd II: Erkrankungen des Dünndarms. Thieme, Stuttgart

Der interessante Fall

H. F. FUCHS und V. JACOBI [1]

Fall A

28jährige Frau, bei der 1970 eine Appendektomie, eine Tonsillektomie und 1985 eine Wirbelsäulenoperation wegen Skoliose (Einsetzen eines Harringtonstabes) durchgeführt wurden.

Klinikeinweisung wegen Verdacht auf chronische Nierenentzündung. Bei der Aufnahme berichtet die Patientin über zeitweise Übelkeit (ohne Erbrechen) und allgemeine Müdigkeit mit Leistungsminderung, seit etwa 3 Wochen: Nierenschmerzen, rechts stärker als links, zunehmende Beinödeme.

Bei der Untersuchung befand sich die blasse Patientin in gutem A-EZ. Beidseits ausgeprägte Beinödeme. Laborwerte im Normbereich.

Gastroduodenoskopie: makroskopisch – kein pathologischer Befund
Dünndarmbiopsie: ganz leichte, unspezifische Enteritis
Koloskopie-Biopsate: Zäkumschleimhaut mit schwerer chronischer Entzündung.
Beckenkammbiopsie, Liquoruntersuchung, und CT (Thorax): ohne pathologischen Befund
Sonographie des Abdomens: im Oberbauch bis zu 4 cm verdickte Darmwände

Enteroklysma: Eine große Zahl der Jejunum-, fraglich auch Ileumschlingen zeigen bogenförmige Impressionseffekte; eine Auslöschung der Kerckringschen Falten und bizarre Konturen. Weitstellungen bzw. „Auswalzungen" mehrerer Segmente, impressionsartige Konturdeformierungen und Starre. Es wird die Diagnose eines ausgedehnten, vorwiegend den Dünndarm befallenden Lymphoms gestellt.

---

[1] Klinikum der Universität, Zentrum der Radiologie, Abteilung für Allgemeine Röntgendiagnostik I, Theodor-Stern-Kai 7, D-6000 Frankfurt a. M. 70

Wir danken Herrn Dr. T. HAAK, Zentrum der Inneren Medizin, für die Einsicht in das Krankenblatt und Herrn Dr. H. J. C. WENISCH, Zentrum der Chirurgie, für die Übermittlung des Operationsberichtes.

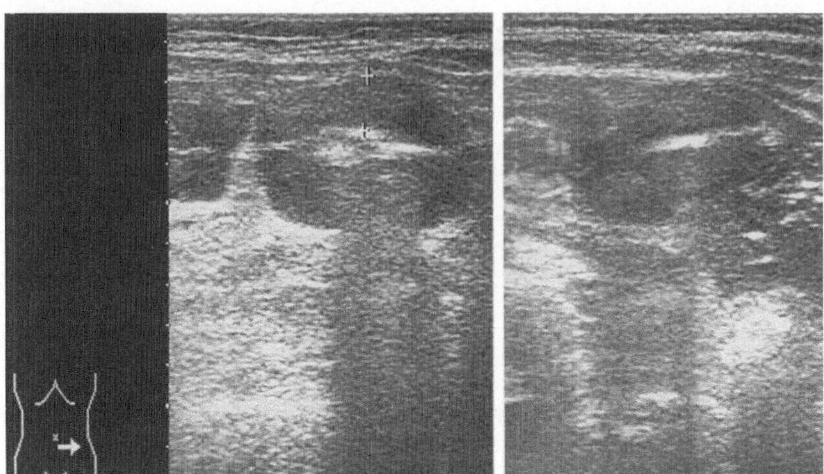

Abb. 1. Starke Darmwandverdickung; wahrscheinlich handelt es sich um Dünndarmschlingen

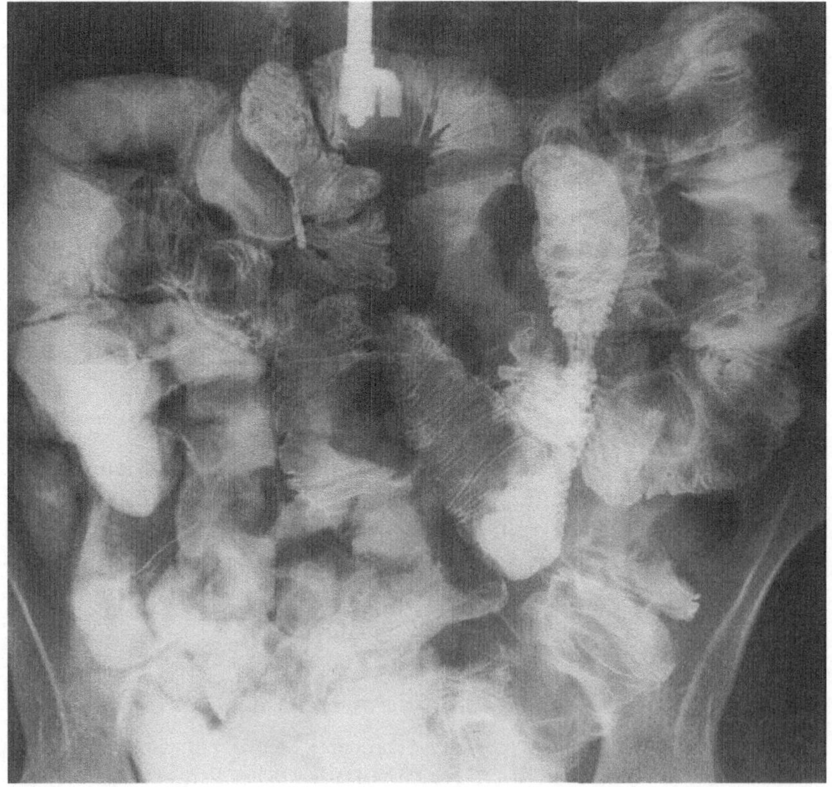

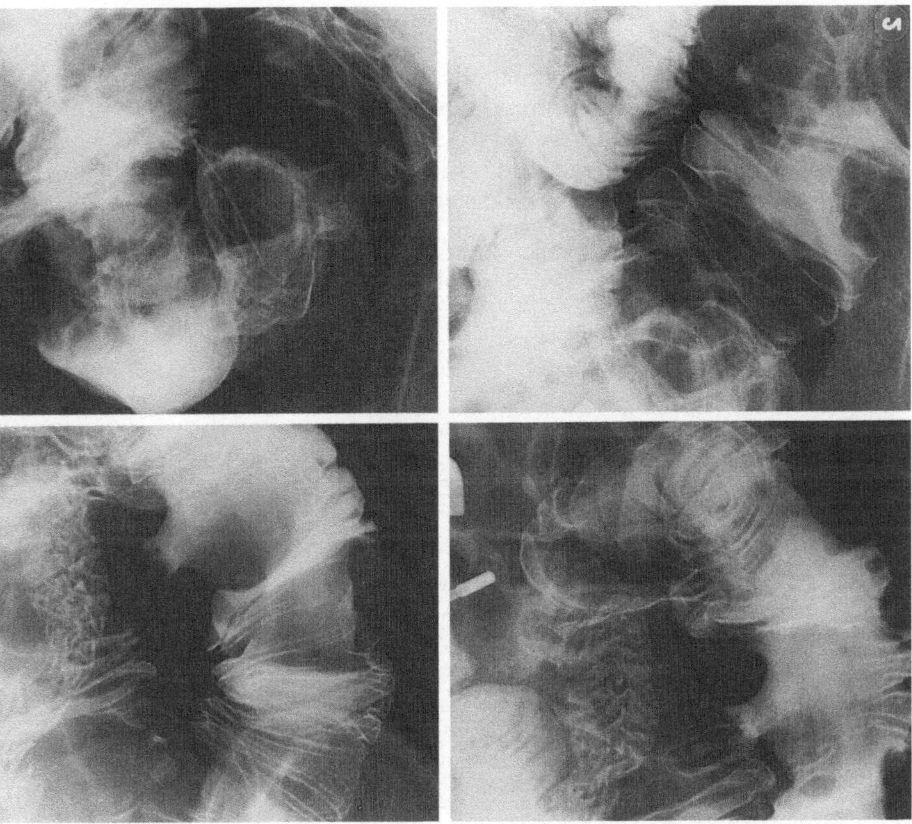

Abb. 3. Zielaufnahmen mit Spezialfolien zur besseren Detailerkennbarkeit zeigen eindrucksvoll die segmentäre Lymphominfiltration

Operation: Dünndarmresektion, etwa 10 cm aboral des Treitzschen Bandes bis in Höhe des Ileums.

Histologie des Resektionspräparates: proximale Dünndarmabschnitte hochgradig dilatiert; Darmwand stark verdickt. Bis zu 4 × 4 cm großen an der Ventralseite beginnend ulzerierende Tumoren: lymphoplastisch-malignes Lymphom des Dünndarms.

Resektionslinien und entnommene, bohnengroße Lymphknoten frei.

Abb. 2. Die Enteroklyse zeigt in sehr eindrucksvoller Form die „Auswalzung" multipler Jejunumschlingen mit bizarren Konturen und Auslöschung der Kerckringschen Falten. Ulzerationen sind nicht eindeutig festzustellen

Fall B

43jähriger Patient; 1953 Appendektomie; kurz danach erneute OP wegen Ileus, wobei eine Dünndarmresektion mit Seit-zu-Seit-Anastomose des Ileums durchgeführt wurde. Seit 10 Jahren rezidivierenden gastrointestinalen Blutungen: Anämie und positiver Hämokkulttest. Die Blutungsquelle konnte bisher nicht lokalisiert werden.

Bei der Aufnahme in die Klinik: guter A-EZ. (Laborparameter: Hb 8,9 g %; Serumeisen 30 g/dl und Serumferritin 19 g/l deutlich erniedrigt).

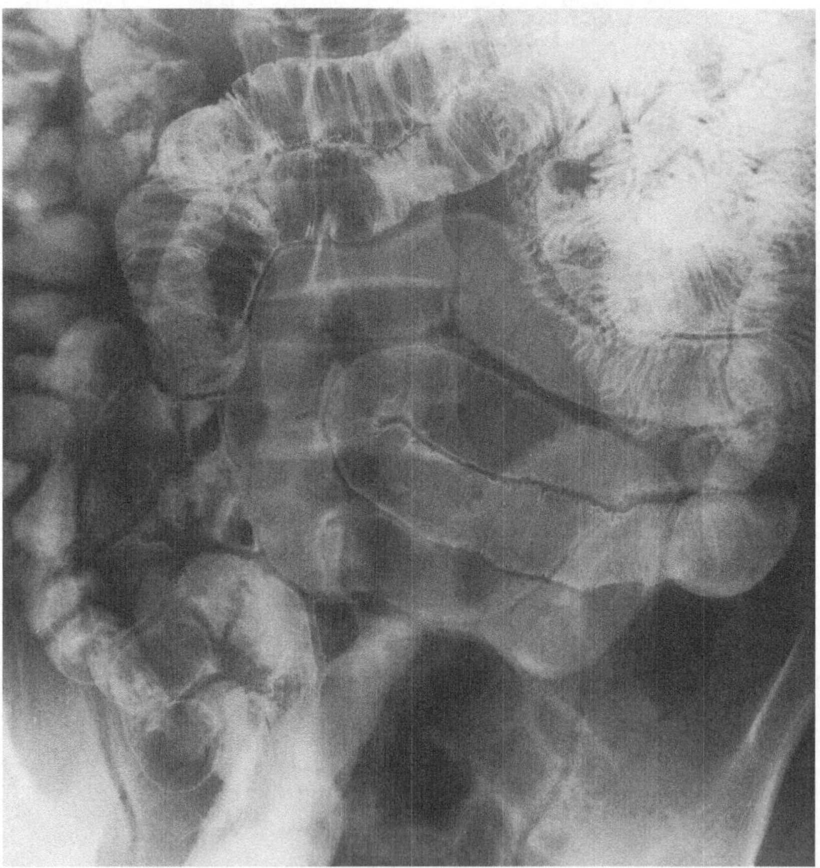

Abb. 4. Die nach kaudal ziehende, mäßig aufgestaute Ileumschleife ist nur zum Teil dargestellt. Die weiteren Dünndarmabschnitte sind ohne grobpathologische Veränderungen

Sonographie des Abdomens: kein pathologischer Befund
Ösophago-Gastroduodenoskopie: keine Blutungsquelle
Koloskopie (bis 45 cm): keine Blutungsquelle
Kolon-Doppelkontrast: im Zäkumbereich größere divertikelartige Formationen; sonst kein pathologischer Befund.
Angiographie des Truncus coeliacus, der A. mesenterica superior et inferior: keine Blutungsquelle

Enteroklysma: Ca. 20 cm von der Ileozäkalklappe entfernt ist eine Ileumschlinge bogenförmig nach kaudal verzogen, adhärent und aufgestaut. Radiologisch wird eine stärkere Bridenbildung oder eine innere Hernie mit Passagebehinderung, Aufstau und/oder Ischaemie vermutet. Die chirurgische Intervention erscheint dringend angezeigt.

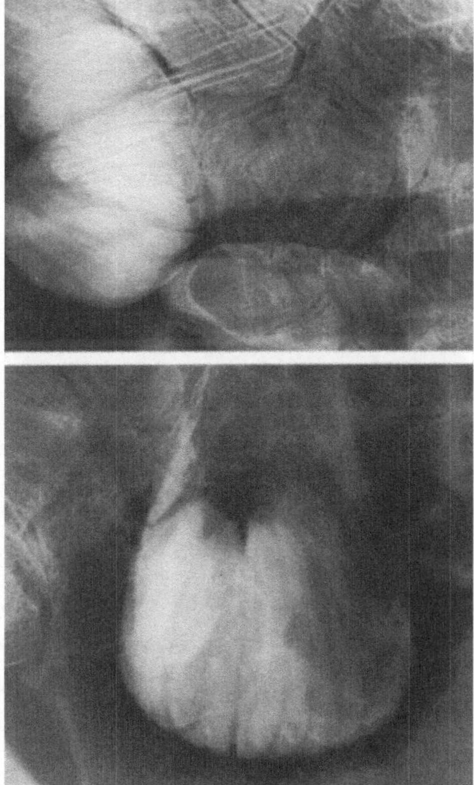

Abb. 5. In der Zielaufnahme erkennt man das an der Beckenwand fixierte, aufgestaute Segment, in dem sich die Blutungsquelle verbarg

Operation: Eine untere Ileumschlinge im rechten Unterbauch ist fest mit dem kleinen Becken verwachsen. Die Wand ist verdickt, die Schlinge aufgestaut. Zur Überraschung findet sich eine Seit-zu-Seit-Anastomose mit kurzen Blindsäcken beider Dünndarmschenkel. Nach Herauspräparieren der Schlinge wird sie einschließlich der kurzen Blindsäcke reseziert. Im aufgeschnittenen Resektat findet sich frisches Blut.

Histologie: Dünndarmteilresektat mit Anteilen einer älteren Anastomose und einer chronischen, unspezifischen Entzündung. An der Oberfläche ein nicht mehr frisches fissurales Ulkus. Kein Malignitätsverdacht.

Schlußbemerkung

In beiden Fällen lieferte die Enteroklyse den entscheidenen Hinweis auf die Diagnose und das weitere Vorgehen. Während im Fall A die Diagnose kurz nach der klinischen Aufnahme radiologisch gestellt wurde, konnte im Fall B eine über 10 Jahre bestehende gastrointestinale Blutungsquelle entdeckt werden.

Sachverzeichnis

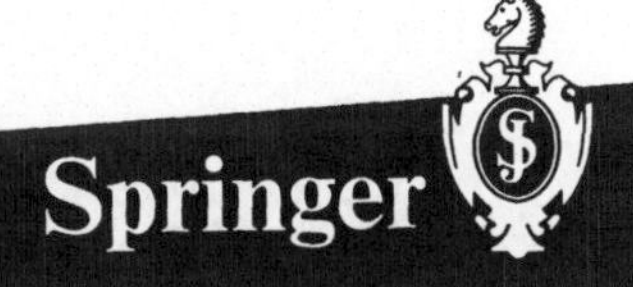
Springer

F. Wilgeroth, Erlangen; **A. Breit,**
Passau (Hrsg.)

Weibliches Genitale Mamma Geburtshilfe

Diagnostik mit bildgebenden Verfahren

Unter Mitarbeit zahlreicher Fachwissenschaftler

1989. XV, 522 S. 542 z. Tl. farb. Abb. in 987 Einzeldarst. Geb. DM 398,–
ISBN 3-540-19494-0

Das Fachgebiet der Frauenheilkunde stellt heute sehr differenzierte Fragen – die moderne Röntgendiagnostik kann heute häufiger differenzierte Antworten geben.

Der Band vermittelt dem Gynäkologen und Geburtshelfer die diagnostischen Möglichkeiten und die Leistungsfähigkeit bildgebender Verfahren, dem Radiologen spezielle Fragestellungen des Frauenarztes.

Springer-Verlag
Berlin Heidelberg
New York London Paris
Tokyo Hong Kong

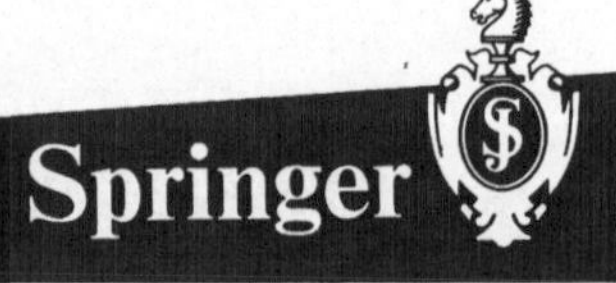